Iman Zafarparandeh

Aplicação do método dos elementos finitos na biomecânica da coluna vertebral humana

Iman Zafarparandeh

Aplicação do método dos elementos finitos na biomecânica da coluna vertebral humana

ScienciaScripts

Imprint

Any brand names and product names mentioned in this book are subject to trademark, brand or patent protection and are trademarks or registered trademarks of their respective holders. The use of brand names, product names, common names, trade names, product descriptions etc. even without a particular marking in this work is in no way to be construed to mean that such names may be regarded as unrestricted in respect of trademark and brand protection legislation and could thus be used by anyone.

Cover image: www.ingimage.com

This book is a translation from the original published under ISBN 978-3-659-81655-0.

Publisher:
Sciencia Scripts
is a trademark of
Dodo Books Indian Ocean Ltd. and OmniScriptum S.R.L publishing group

120 High Road, East Finchley, London, N2 9ED, United Kingdom
Str. Armeneasca 28/1, office 1, Chisinau MD-2012, Republic of Moldova, Europe
Printed at: see last page
ISBN: 978-620-8-18103-1

Para

a minha mãe e o meu pai

as minhas irmãs, Sima e Mina

Não somos máquinas a explorar o universo, somos pessoas e estamos a levar essa capacidade de adaptação, essa capacidade de compreensão e a capacidade de levar a nossa própria auto-perceção para um novo lugar.

Chris Hadfield

Índice

Agradecimentos

Expresso a minha mais sincera gratidão ao meu orientador, Dr. Deniz Erbulut, pela sua orientação contínua ao longo do meu programa de doutoramento. Os seus conselhos e apoio durante o meu trabalho de investigação e a elaboração da minha tese foram inestimáveis. Pude aprender muito com a sua vasta extensão de conhecimentos.

Gostaria de expressar os meus agradecimentos especiais ao Dr. Fahir Ozer pela sua orientação na minha investigação. Os conhecimentos que partilhou e os conselhos que me deu foram extremamente úteis. Agradeço também ao Dr. Demircan Canadinc por ter feito parte do meu comité de tese e pela sua orientação para melhorar este relatório.

Um agradecimento especial ao Departamento de Neurocirurgia do American Hospital e à empresa Algoritma, que forneceu o apoio financeiro durante o meu estudo para a realização da minha investigação.

Os meus estudos de pós-graduação não teriam sido os mesmos sem os desafios sociais e académicos proporcionados por todos os amigos que fiz durante a minha estadia na Universidade de Koc. Um agradecimento especial a Ehsan Homaei, Araz Bateni, Farhad Ghorbani, Ali Aleali e muitos outros.

Introdução

1. Motivação para a investigação

Os estudos clínicos, os modelos animais e de cadáveres e as simulações matemáticas contribuíram para o conhecimento das condições normais, doentes e lesionadas da coluna cervical. Os estudos clínicos avaliaram os resultados do tratamento, quantificaram a taxa de lesões e identificaram os factores que influenciam a suscetibilidade e a gravidade das lesões. Modelos animais e cadavéricos quantificaram a resposta biomecânica da rotação angular externa a uma grande variedade de cargas externas. No entanto, não é possível medir diretamente as respostas internas, como a tensão e a deformação, em modelos experimentais ou animais. As respostas internas dos tecidos podem ser variáveis decisivas na previsão da patologia da espondilose cervical e de outras condições patológicas. As simulações matemáticas têm a maior vantagem neste domínio. O método dos elementos finitos é capaz de quantificar as respostas externas e internas às cargas mecânicas. Os modelos de elementos finitos permitem, de facto, "experiências substitutas", caracterizadas por uma repetibilidade absoluta. Permitem ao utilizador variar os parâmetros e observar quaisquer alterações no resultado final. Os modelos de EF vão para além das experiências, na medida em que fornecem frequentemente estimativas de parâmetros que não podem ser medidos experimentalmente. Os resultados dos modelos de EF podem sugerir experiências cruciais que devem ser efectuadas.

2. Objetivo e abordagem da investigação

O objetivo da presente investigação foi o desenvolvimento de modelos FE precisos da coluna cervical e lombar. A geometria exacta foi obtida a partir de dados de TAC fornecidos pelo American Hospital em Istambul. Os dados da TAC foram processados no software MIMICS e foi gerada a definição da superfície das vértebras e dos discos. A malha hexaédrica foi criada sobre as vértebras e os discos no IA-FEMESH. As propriedades dos materiais, a carga e as condições de fronteira foram adicionadas ao software ABAQUS. Foram utilizados momentos puros nas simulações e a amplitude de movimento prevista (ADM) foi comparada com os estudos in vitro da literatura.

Após a validação dos modelos, foram aplicados diferentes tipos de instrumentos aos modelos. Os instrumentos foram projectados no software SOLIDWORKS. Foi gerada uma malha tetraédrica sobre os instrumentos. A cirurgia necessária antes de adicionar o instrumento foi simulada através da remoção dos elementos alvo. Todos os passos da instrumentação foram efectuados de acordo com as recomendações dos cirurgiões.

Capítulo 1:

Aplicação do método dos elementos finitos na conceção e fabrico de implantes da coluna vertebral[1]

1. Introdução ao método dos elementos finitos

Numa perspetiva geral, um modelo numérico é uma combinação de um grande número de equações matemáticas que depende de computadores para encontrar uma solução aproximada para o problema físico subjacente. Assim, um modelo numérico pode ser considerado uma instância particular de um modelo matemático, que é, em física, a forma como representamos uma teoria ([1]; [2]). Devido ao facto de representarem sistemas complexos, os modelos numéricos são utilizados para simular e estudar uma grande variedade de problemas em biomecânica, desde a análise estrutural clássica e o transporte de massa, até à mecânica dos fluidos, etc. No domínio da biomecânica e da investigação conexa, um dos maiores desafios é a incerteza das propriedades dos materiais e a complexa micro e macrogeometria dos tecidos biológicos tidos em conta na análise. Por outro lado, a validade das próprias ferramentas, como o método dos elementos finitos, é alcançada quando estas são utilizadas corretamente. Foi em 1922 que o método dos elementos finitos foi sugerido pela primeira vez por Richard Courant, mas nessa altura a falta de computadores era um obstáculo para tirar partido do método ([3]). Durante as décadas de 1950 e 1960, o método dos elementos finitos encontrou uma popularidade notável na resolução de problemas de engenharia, mas esta técnica foi introduzida na coluna vertebral em 1970, com a modelação do tórax, e depois na coluna vertebral em 1973 ([4]). Atualmente, a análise da tensão e da transferência de carga na biomecânica da coluna vertebral humana é viável através do método dos elementos finitos, que é o resultado de avanços contínuos na tecnologia informática.

O ciclo de desenvolvimento de dispositivos médicos é complexo e envolve várias

---

[1] Iman Zafarparandeh, Ismail Lazoglu, Aplicação do Método dos Elementos Finitos na Conceção e Fabrico de Implantes da Coluna Vertebral, Capítulo de Livro, In: The Design and Manufacture of Medical, Woodhead Publishing, Páginas 153-183, outubro de 2012.

etapas. Estas etapas incluem equipas de clínicos/engenheiros que realizam a conceção de protótipos, ensaios em animais, ensaios clínicos, ensaios multicêntricos, obtenção de aprovação regulamentar e vigilância pós-comercialização. A utilização da análise e simulação de elementos finitos não lineares pode ser fundamental na fase de protótipo para explorar a funcionalidade dos conceitos de conceção e métodos de fabrico propostos e para efetuar análises de sensibilidade de materiais "hipotéticos". De facto, o equilíbrio entre a simulação e a modelação experimental é particularmente importante, e a tomada desta decisão exige o conhecimento das capacidades da análise de elementos finitos. A redução das experiências pode ser particularmente importante se forem necessárias experiências com animais, cujo objetivo é reduzir o número de animais utilizados. A modelação e a simulação de elementos finitos estão a desempenhar um papel cada vez mais importante na regulamentação dos dispositivos médicos e podem ser apresentadas como parte da informação relativa à funcionalidade do projeto aos organismos reguladores ([5]; [6]; [7]; [8]). O papel da simulação por computador como parte do processo de planeamento pré-operatório está ainda numa fase preliminar, e a modelação por elementos finitos pode ter um papel fundamental a desempenhar neste contexto.

2. Aspectos gerais do MEF

Um modelo de elementos finitos tem três aspectos: a representação geométrica, a representação material (leis constitutivas) e as condições de fronteira (carga e restrições). Um aspeto da modelação por elementos finitos que é claramente essencial para futuros desenvolvimentos é a utilização de dados geométricos de imagens médicas para criar modelos de elementos finitos que sejam anatomicamente exactos. No caso da coluna vertebral, a geometria pode ser transferida, por exemplo, de tomografias computorizadas (Figura 1), imagens de ressonância magnética, do projeto visual humano ([9]). As propriedades materiais dos componentes da coluna vertebral variam muito e, na sua maioria, só estão disponíveis a partir de estudos in vitro ([10]; [11]). O módulo de elasticidade do núcleo pulposo pode ser de 100 kPa, enquanto o do osso cortical da vértebra pode ter um valor de 10 GPa. Infelizmente, os valores de material determinados experimentalmente variam muito na literatura, mesmo para a mesma estrutura. Assim, não é suficiente adotar um determinado valor da literatura e depois assumir que os resultados podem ser generalizados. Como se mostra na Figura 2, à semelhança de outros métodos numéricos, o método dos elementos finitos permite-nos analisar o problema dividindo-o em vários elementos finitos e simulando o comportamento de cada um deles sob determinadas condições de fronteira. Ao utilizar estes elementos, é possível modelar geometrias irregulares complexas, como nos casos biomédicos ([12]).

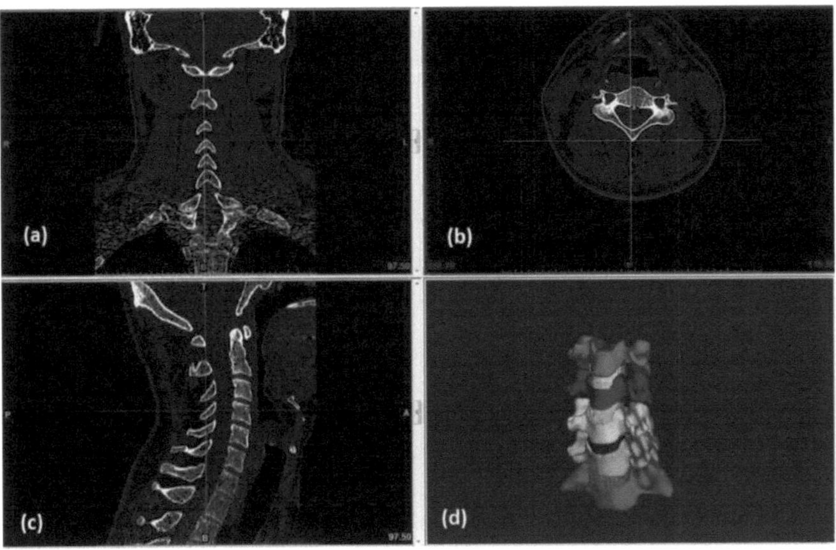

Figura 1: Tomografias computorizadas da coluna cervical de um doente; (a) vista frontal, (b) vista superior, (c) vista direita e (d) modelo STL 3-D de toda a coluna cervical.

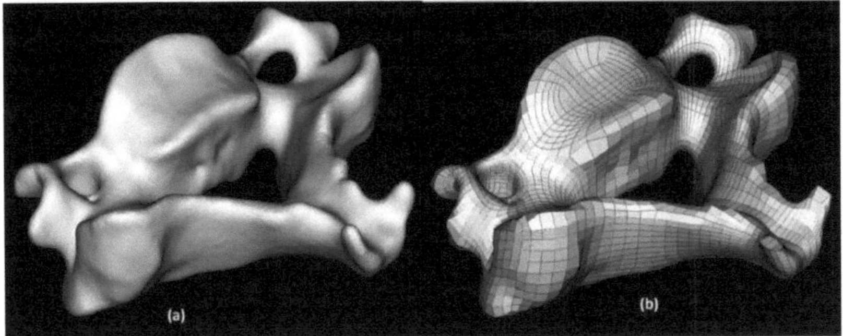

Figura 2: Divisão do modelo STL em vários elementos finitos para C5; (a) o modelo STL, (b) o modelo com malha.

3. Partes do modelo de elementos finitos da coluna vertebral

O modelo de elementos finitos da coluna vertebral é constituído por vários componentes principais: vértebras, discos intervertebrais e ligamentos. Para cada componente, a propriedade do material e o tipo de elemento utilizado, bem como outros parâmetros, que são explicados a seguir, diferem completamente.

3.1 Vértebra

O corpo vertebral tem várias caraterísticas fundamentais que devem ser consideradas na sua simulação. Do ponto de vista do material, existem duas partes diferentes: a casca cortical e o núcleo esponjoso, enquanto do ponto de vista da geometria existem o corpo vertebral e a parte posterior ([13]; [14, 15]). A carapaça cortical envolve o núcleo esponjoso, que é constituído por uma rede de escoras trabeculares. No modelo de EF, a parte esponjosa é considerada para o corpo vertebral e a parte esquerda é considerada como a casca cortical, F igura 3. As propriedades dos materiais destas duas partes da vértebra são, até certo ponto, semelhantes. Além disso, nalguma literatura, as vértebras são consideradas como corpos rígidos em comparação com outros tecidos moles na coluna vertebral ([15]).

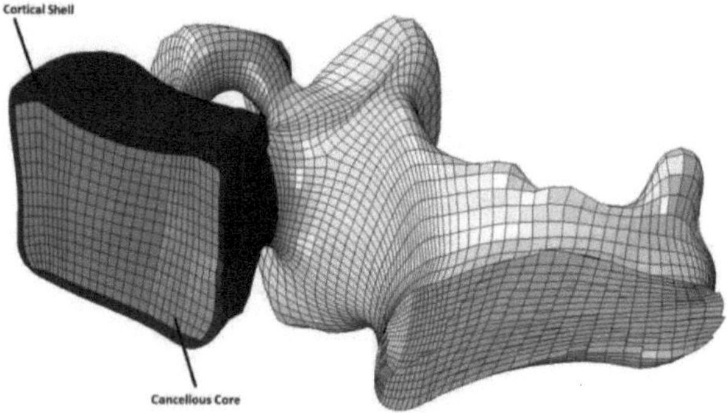

Figura 3: Núcleo esponjoso e concha cortical para a atribuição das propriedades dos materiais apresentados na vista em corte do modelo de malha C5.

A geometria é normalmente obtida a partir da representação da superfície dos dados da estrutura anatómica. Atualmente, a fonte mais comum de dados geométricos é a imagiologia médica específica, normalmente a tomografia computorizada (TC). É necessário um passo de extração da superfície para encontrar o formato STL da superfície, o que pode ser feito por vários softwares disponíveis no mercado. Esta técnica permite ao investigador selecionar os parâmetros com base no assunto específico (idade, sexo, patologia, etc.). A utilização da tomografia computorizada quantitativa (TCQ) também fornece informações adicionais sobre a densidade e a estrutura ósseas. A formulação das propriedades dos materiais é definida com base na complexidade do problema que está a ser considerado. Nalguns casos, as vértebras são modeladas como corpos rígidos quando o comportamento dos tecidos moles é salientado e os graus de liberdade são grandemente reduzidos, bem como o tempo de solução ([16]). O modelo simplificado comum para o osso é um material elástico isotrópico homogéneo.

Os modelos de elementos finitos da vértebra podem ser divididos entre aqueles cuja geometria corresponde à de um espécime específico in vitro e aqueles que têm geometrias genéricas que representam uma vértebra média. Os modelos vertebrais podem ser classificados em duas categorias. Os modelos genéricos de vértebras foram desenvolvidos a partir de medições anatómicas para vários fins ([17]; [18]; [19]). Nestes modelos, a geometria é totalmente parametrizada, permitindo a regeneração direta da tentativa perdida. No entanto, a resolução da malha cúbica é normalmente muito inferior à das imagens de origem, permitindo um menor número de elementos. Uma vantagem clara dos modelos vertebrais baseados em voxel é a simplicidade do processo de geração da malha. A fim de manter a geração de malha simples, as superfícies corticais destes modelos são normalmente rugosas. Além disso, as placas terminais são planas, correspondendo às faces tridimensionais dos voxels. Os modelos mais recentes têm-se baseado no modelo de malha de voxel e têm utilizado a suavização da malha na superfície para melhorar o ajuste geométrico. A malha inicial é gerada a partir dos voxels da imagem, criando elementos hexaédricos. A superfície é então suavizada através da conversão para elementos tetraédricos, quando necessário. Este método permite obter a forma anatómica da concha cortical e da placa terminal em modelos específicos de espécimes.

Os modelos de corpos vertebrais fornecem uma visão valiosa sobre vários aspectos do regime de carga na coluna vertebral em casos saudáveis e degenerados. Foram investigados os respectivos papéis de suporte de carga da concha cortical e do núcleo esponjoso, bem como o efeito da distribuição óssea na resistência vertebral. O principal fator clínico para a modelação detalhada da vértebra humana individual é a previsão exacta da resistência à compressão. Atualmente, os modelos são desenvolvidos e validados com experiências in vitro. No entanto, o objetivo a longo prazo é utilizar os métodos para prever o risco de fratura in vivo, substituindo a atual medida clínica mais comum de densidade mineral óssea (DMO) obtida a partir de imagens médicas. O estudo mais recente de comparação destes métodos mostra que as técnicas baseadas em elementos finitos são significativamente mais eficazes do que as medidas puras de DMO óssea ([20]). Vários modelos de elementos finitos vertebrais incluem uma representação não homogénea da estrutura do osso esponjoso. Consequentemente, podem ser utilizados para prever a localização da falha através da análise da micro-deformação de cada elemento e fornecer uma distribuição do tecido em risco. Foram também construídos modelos vertebrais individuais para simular a presença de outro material no corpo vertebral, como o cimento ósseo após um procedimento de vertebroplastia, ou um tumor numa coluna metastática ([19]; [21]).

3.2 Disco intervertebral

O disco intervertebral é uma estrutura complexa. É inomogénea, anisotrópica e porosa. O seu comportamento é regido pela sua composição bioquímica e mecânica. A simulação da função do disco é, por conseguinte, um desafio e levou ao desenvolvimento de várias abordagens diferentes para representar o seu comportamento.

Tal como acontece com as simulações vertebrais, uma das principais razões para a modelação do disco tem sido a investigação do estado da doença. A modelação vertebral tem-se centrado sobretudo na previsão da resistência e do risco de fratura. No entanto, a investigação sobre o disco tem-se concentrado mais no desenvolvimento de uma compreensão do próprio processo de degeneração e dos seus efeitos na biomecânica do tecido. Para além do tecido natural do disco, um número limitado de estudos também investigou tratamentos para a degeneração. Estes incluem uma análise paramétrica de materiais de substituição do núcleo ([22]). Recentemente, foi efectuada uma simulação do desgaste em dispositivos de substituição total do disco ([23]). Em geral, a geometria do disco foi simplificada. Por exemplo, vários autores assumiram que a estrutura era axissimétrica ([24]; [25]; [26, 27]) ou que apresentava simetria nos planos sagital ([28]) ou sagital e transversal. Em todos os casos, as superfícies cranial e caudal do disco também foram assumidas como planas, embora uma curvatura mais realista tenha sido incluída em alguns modelos de segmentos ([29]). As dimensões geométricas foram retiradas de medições in vitro ([25]; [28]) ou de dados de imagens médicas, como ressonância magnética (MRI) ([29]) ou TC ([30]; [31]; [32]). Neste último caso, algumas dimensões têm de ser assumidas ou interpoladas devido à falta de diferenciação clara entre os tecidos do disco em imagens de raios X. Em contraste com os componentes ósseos da coluna vertebral, a geração da malha de elementos finitos da morfologia do disco é relativamente simples. Na maioria dos casos, o tamanho do elemento foi distribuído de forma aproximadamente uniforme, embora num estudo do ambiente micromecânico celular, ([33]) tenha utilizado uma abordagem multi-escala para acoplar uma malha à micro-escala da célula e da matriz circundante com uma malha à macro-escala de uma amostra de tecido maior. A Figura 4 apresenta um exemplo do modelo de disco que mostra as camadas e o núcleo.

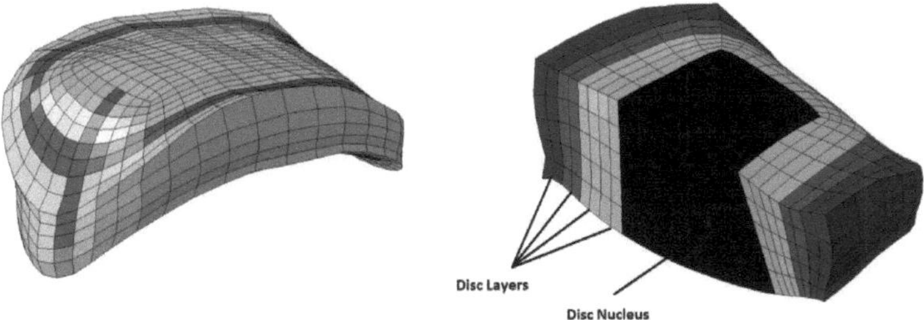

Figura 4: Modelo de EF do disco intervertebral e definição do núcleo e das camadas.

Nos últimos anos, tem sido incorporada uma complexidade crescente nos modelos de materiais utilizados para representar o tecido do disco intervertebral, incluindo a anisotropia do anel devido à orientação das fibras de colagénio, o conteúdo e o fluxo de fluidos, as forças osmóticas e as variações regionais na composição dos tecidos. Na simulação do comportamento do anel, foram normalmente adoptados dois métodos para ter em conta a orientação das fibras de colagénio. Os feixes de fibras foram representados como elementos de treliça ou de cabo dentro de uma matriz de elementos sólidos, ou foi adoptada uma abordagem de homogeneização e foram atribuídas propriedades anisotrópicas para representar à macro-escala o alinhamento das fibras dentro da matriz extra-fibular. Um estudo efectuado por ([34]) comparou as diferentes abordagens e encontrou poucas diferenças entre as formulações. Os módulos de tração previstos para o tecido construído foram consistentes com os valores referidos na literatura, mas o módulo de cisalhamento previsto foi duas ordens de grandeza superior às medições experimentais diretas retiradas da literatura. Os autores sugeriram que a discrepância pode dever-se ao facto de as fibras não terem sido ancoradas nos testes experimentais. Este facto realça o potencial de validação errónea quando os resultados da simulação de elementos finitos são comparados com resultados experimentais que não têm necessariamente as mesmas condições de fronteira. Embora os modelos anisotrópicos possam ser suficientes para representar a resposta instantânea do disco intervertebral, a simulação da resposta dependente do tempo requer a inclusão do comportamento bifásico do tecido. Muitos dos modelos e parâmetros utilizados nas simulações poroelásticas do disco intervertebral têm a sua origem em estudos da cartilagem articular. Os autores do estudo de Carlo et al. [35] foram os primeiros a apresentar pormenores de uma análise de elementos finitos de um disco intervertebral e de uma vértebra adjacente. Eles modelaram o problema assumindo simetria axial com propriedades de material ortotrópico linear para o disco. O mesmo modelo axissimétrico foi subsequentemente alargado, assumindo que o anel tinha propriedades ortotrópicas não lineares, cujos valores reais foram derivados por comparação com medições experimentais. Simon et al. (1985) introduziram pela primeira vez o comportamento do material poroelástico num modelo de elementos finitos do disco. Neste caso, foi utilizado um modelo axissimétrico para simular a resposta à fluência. Tanto o anel como o núcleo foram considerados como bifásicos, compreendendo uma fase fluida incompressível que satura e flui através de uma fase sólida isotrópica elástica. Desde essa altura, vários autores acrescentaram mais complexidade ao modelo poroelástico.

3.2 Ligamentos

Como estruturas uniaxiais, o papel dos ligamentos é resistir às forças de tração ou de distração. Em contraste com os discos intervertebrais, tanto a geometria como a formulação das propriedades materiais das estruturas ligamentares da coluna vertebral contribuem significativamente para a fidelidade do modelo ([36]; [37]; [38]; [39]; [40]). A formulação das propriedades do material também é importante para estas estruturas, embora sejam frequentemente tratadas como elementos de viga elástica simples. Uma formulação de viga padrão para estes elementos impõe uma carga não fisiológica durante a compressão, e os elementos de cabo apenas de tensão são preferidos quando se utilizam elementos discretos para representar os ligamentos. Em alternativa, também têm sido utilizados elementos de casca e elementos volumétricos, com propriedades de secção transversal baseadas em valores de espécimes cadavéricos representativos ou da literatura. Foram utilizadas propriedades elásticas lineares, bi-lineares e não lineares com cada uma destas formulações de elementos, Figura 5.

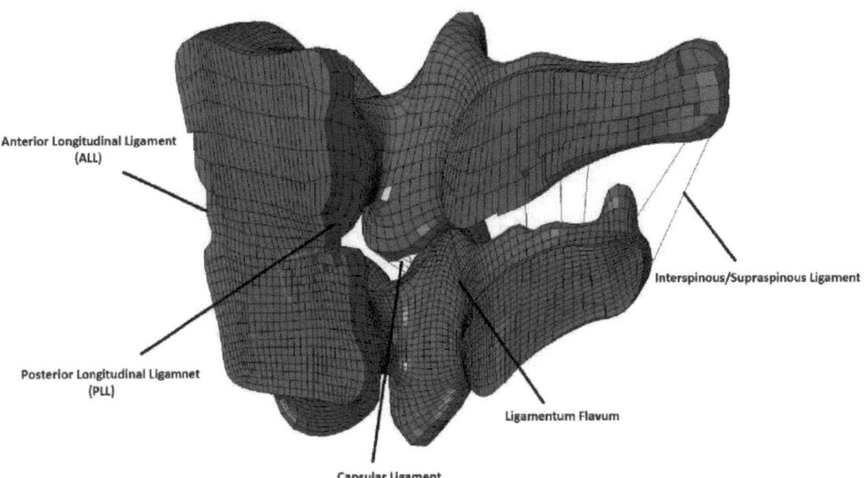

Figura 5: Utilização de elementos de cabo para representar os ligamentos.

A maioria dos ligamentos contém uma tensão de tração inerente in situ, o que é evidenciado pela retração imediata observada quando o ligamento é cortado ([41]). No entanto, existe alguma discordância quanto ao facto de este ser realmente o caso nos ligamentos da coluna vertebral ([36]; [37]). Parece que a magnitude desta pré-deformação é relativamente pequena e pode possivelmente ser ignorada na maioria das simulações de elementos finitos da coluna vertebral.

4. Verificação

Em síntese extrema, a verificação consiste em resolver corretamente as equações; a validação consiste em resolver as equações corretas ([42]). Um código verificado produz a solução correta para problemas de referência de solução conhecida (analítica ou numérica), mas não garante necessariamente que representará com precisão problemas biomecânicos complexos (American Institute of Aeronautics and Astronautics, 1998). A partir desta definição, é evidente que a verificação deve preceder a validação. A necessidade de validação é obvia se a implementação numérica do modelo proposto não for exacta por si só. A verificação é composta por duas categorias, a verificação do código e a verificação do cálculo. A verificação do código assegura que o modelo matemático e os algoritmos de solução estão a funcionar como previsto. Normalmente, os algoritmos numéricos enquadram-se nos métodos de diferença finita ou de elementos finitos (FE), em que os domínios discretizados são resolvidos iterativamente até que os critérios de convergência sejam satisfeitos. A avaliação do erro numérico foi amplamente estudada e sugere-se que siga uma hierarquia de problemas de teste. Isto inclui a comparação com soluções analíticas exactas (mais precisas, mas menos prováveis de existir para problemas complexos), soluções semi-analíticas com integração numérica de equações diferenciais ordinárias e soluções numéricas altamente precisas para equações diferenciais parciais que descrevem o domínio do problema. Um exemplo de verificação de código é encontrado em [43], onde uma implementação de um modelo constitutivo hiperelástico transversalmente isotrópico foi verificado em relação a uma solução analítica para o caso de estiramento equibiaxial. O código foi capaz de prever tensões com uma diferença de menos de 3 relativamente à solução analítica, verificando assim o desempenho do código. Note-se que este foi um teste limitado de aplicabilidade e não significa que o modelo possa prever com exatidão outras respostas que não foram verificadas de forma independente.

A verificação do cálculo centra-se nos erros resultantes da discretização do domínio do problema. Os erros podem surgir da discretização da geometria e do tempo de análise e devem ser verificados de forma independente. Uma forma comum de caraterizar o erro de discretização no método de EF é através de um estudo de convergência da malha. Uma malha é considerada demasiado grosseira se o refinamento subsequente da malha resultar em previsões que são substancialmente diferentes (ou seja, a solução não atinge a assímptota). A consequência de uma convergência incompleta da malha é que o problema será geralmente demasiado "rígido" em comparação com uma solução analítica, e o aumento do número de elementos "suavizará" a solução de EF. Estudos de segmentos da coluna vertebral sugeriram que uma mudança de menos de 5% na saída da solução é adequada para assegurar que a convergência da malha está completa. A convergência da malha está documentada na literatura devido à prevalência em estudos de elementos finitos, e é recomendada para todas as análises discretizadas ([44]; [45]; [46]).

1. Validação

A validação é o processo de garantir que um modelo computacional representa corretamente a física do sistema do mundo real ([47]). Embora alguns considerem impossível a validação de sistemas naturais, o ponto de vista da engenharia sugere que a "verdade" sobre o sistema é uma previsão estatisticamente significativa que pode ser efectuada para um conjunto específico de condições de fronteira. Isto não sugere que a validação experimental in vitro (num ambiente laboratorial controlado) represente o caso in vivo, uma vez que as condições de fronteira são provavelmente impossíveis de imitar. Significa que se um modelo simplificado não consegue prever o resultado de uma experiência básica, provavelmente não é adequado para simular um sistema mais complexo, Figura 6.

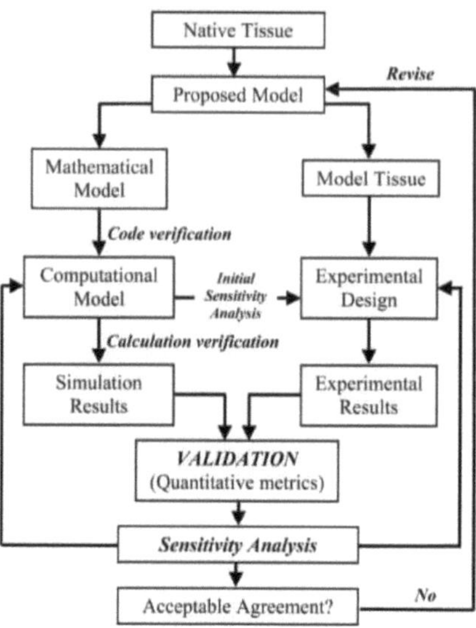

Figura 6: Fluxo da verificação e validação em biomecânica, [48].

Uma metodologia geral de validação consiste em determinar as variáveis de resultado de interesse e hierarquizá-las com base na sua importância relativa. Oberkampf sugere a utilização da PIRT (Phenomenon Identification and Ranking Table) ([49]). As diretrizes da PIRT classificam cada variável com base no seu impacto no sistema e determinam se o modelo representa adequadamente os fenómenos em questão. Em seguida, identifica se os dados experimentais existentes são capazes de validar o modelo ou se são necessárias experiências adicionais. Por fim, a PIRT fornece um quadro para avaliar as métricas de validação que quantificam a capacidade de previsão do modelo para a variável de resultado desejada. A questão central é o tempo, o custo e a complexidade das experiências necessárias para validar a simulação e as ramificações de conclusões erróneas. Outras questões podem ser sobre o modelo mais adequado para representar o sistema físico ou um modelo mais simples que satisfaça as necessidades.

Os dois tipos predominantes de validação são a direta e a indireta ([50]). A validação direta realiza experiências sobre as quantidades de interesse, desde caracterizações básicas de materiais até à análise de sistemas hierárquicos. Embora possam parecer triviais, as experiências de validação mais básicas são frequentemente as mais benéficas, uma vez que proporcionam uma confiança fundamental na capacidade do modelo para representar os constituintes do sistema. O objetivo é produzir uma experiência que se aproxime de uma simulação desejada, para que cada propriedade material e condição de fronteira possam ser incorporadas. As limitações incluem a reprodução da escala física ou a incapacidade de gerar dados para o resultado específico do modelo que é mais desejado. Normalmente, estas estão relacionadas com a regeneração das condições de fronteira complexas associadas aos sistemas in vivo, conforme quantificado por experiências in vitro. A validação indireta utiliza resultados experimentais que não podem ser controlados pelo utilizador, como os da literatura ou os resultados de estudos clínicos. O controlo de qualidade experimental, as fontes de erro e o grau de variabilidade não são normalmente conhecidos se os dados não forem recolhidos pelo analista. A validação indireta é claramente menos favorável do que a validação direta, mas pode ser inevitável. As experiências necessárias podem ter custos proibitivos, ser difíceis de realizar ou podem simplesmente não ser capazes de quantificar o valor pretendido pelo modelo.

Uma consideração importante durante a fase de validação está diretamente relacionada com a natureza específica do sujeito da modelação biológica. Os estudos de validação experimental específicos de cada sujeito têm direito a uma maior medida de confiança do que os estudos experimentais estatisticamente significativos de diferentes sujeitos. Obviamente, este direito só é verdadeiro quando a metodologia e os resultados são rigorosamente examinados. A grande variação nas considerações materiais e geométricas entre indivíduos justifica tais considerações. Apesar desta vantagem, é difícil efetuar experiências de validação específicas para cada sujeito e a maioria dos modelos é validada com base em dados experimentais publicados de diferentes sujeitos. As medidas de erro padrão associadas a estes estudos são normalmente elevadas, devido às diferenças entre sujeitos, tornando difícil a validação da cinemática bruta. Como tal, uma validação mais rigorosa (e mais difícil) é obtida através da comparação de resultados que dependem de considerações cinemáticas e materiais, tais como deformações da placa terminal e pressões do disco intervertebral.

2. Aplicação do MEF na conceção de implantes

A análise dos projectos de dispositivos médicos para melhorar o desempenho dos implantes médicos representa um desafio único para engenheiros e clínicos. Ao contrário dos produtos criados para utilização fora do corpo, os implantes médicos são difíceis de testar num ambiente realista. Os produtos são validados em cenários cada vez mais realistas, incluindo modelos informáticos como os descritos ao longo deste capítulo, bem como testes experimentais e ensaios clínicos de investigação. No entanto, apesar dos esforços das agências reguladoras e da indústria, as falhas dos dispositivos podem ocorrer e ocorrem de facto. As falhas de dispositivos médicos na coluna vertebral são especialmente arriscadas para os doentes, devido à proximidade destes dispositivos ao sistema nervoso central e às suas estruturas associadas. Assim, quando um dispositivo implantado falha, existe uma forte motivação para determinar a causa da falha, de modo a que os esforços de conceção actuais e futuros possam ser melhorados.

A degeneração discal é um processo natural do envelhecimento e caracteriza-se por alterações na morfologia e na bioquímica do disco ([51]). As alterações biológicas da degeneração discal estão associadas a dores nas costas e a outras doenças da coluna vertebral, como a hérnia discal, a espondilolistese, a artropatia facetária e a estenose espinal. Atualmente, não existe nenhum método eficaz que possa reverter ou mesmo retardar a degeneração discal. No entanto, são utilizadas muitas estratégias diferentes para o tratamento do disco degenerado, que são classificadas em duas grandes áreas: não cirúrgica e cirúrgica. O tratamento cirúrgico é normalmente realizado apenas após a identificação de uma condição patogénica específica como causa dos sintomas do doente e é uma opção para os doentes que não responderam ao tratamento conservador. Para um doente com uma degeneração relativamente ligeira, pode ser considerado um dispositivo de estabilização dinâmica, enquanto a fusão e a substituição do disco serão utilizadas para casos graves. A fusão consiste na distração e imobilização cirúrgica de uma articulação, neste caso de uma unidade funcional da coluna vertebral (FSU), para aliviar a dor e evitar a instabilidade mecânica. A deslocação discal consiste na implantação de um disco artificial com o objetivo de aliviar a dor, restaurando as funcionalidades relevantes do disco intervertebral degenerado (DIV). A eficácia clínica e as caraterísticas biomecânicas dos implantes utilizados para a degenerescência discal podem ser avaliadas através de observações de acompanhamento a curto ou longo prazo, experiências in vitro e in vivo e simulações computacionais.

Como implante para tratamento sem fusão, o objetivo da substituição do disco e da estabilização dinâmica é restaurar a cinemática normal da coluna vertebral e a transmissão de carga entre os segmentos da coluna vertebral, como numa coluna vertebral normal intacta. A principal diferença entre eles é que a prótese de disco é uma estrutura de suporte de carga, ao contrário da natureza de partilha de carga dos dispositivos de estabilização dinâmica.

6.1 Substituição do disco

Utilizando um modelo L3-S1, ([52]) testou os efeitos de um disco artificial do tipo núcleo móvel (disco artificial Charité) ao longo dos segmentos implantados e adjacentes, Figura 7. O modelo foi sujeito a uma compressão axial de 400 N e a momentos puros que produziram a rotação global do modelo Charité L3-S1 igual à do caso intacto. Ao inserir o disco no segmento L5-S1, verificou-se que a colocação do disco artificial Charité aumenta ligeiramente o movimento no nível implantado, com um aumento resultante na carga da faceta quando comparado com os segmentos adjacentes, enquanto os movimentos e cargas diminuem nos níveis adjacentes. No estudo de [53], um novo dispositivo compósito concebido com uma estrutura semelhante a um disco lombar natural foi avaliado num modelo L3-L5 sob compressão, flexão, extensão e rotação axial. Em comparação com o modelo intacto, verificou-se que o modelo implantado era muito mais rígido. Também se previu que a prótese afecta significativamente a distribuição do stress nas vértebras adjacentes, mas não a magnitude do stress, o que pode induzir a remodelação óssea.

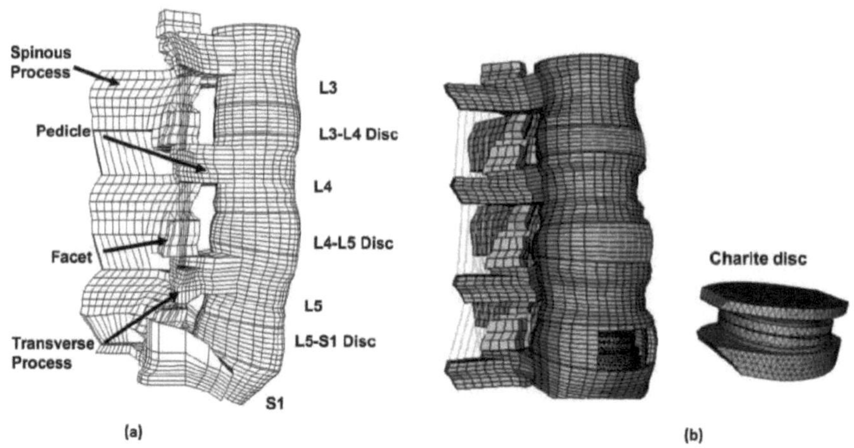

Figura 7: Modelo de EF da coluna lombar, segmento L3-S1, (a) modelo em contacto, (b) modelo de disco Charité colocado em L5-S1.

No estudo de [54], um disco artificial do tipo bola e copo (Sofamor Danek) implantado num modelo L3-L4 através de uma abordagem anterior foi avaliado quanto ao efeito da sua posição na biomecânica dos elementos posteriores da coluna vertebral (incluindo as articulações facetárias, pedículos e lâmina) e nos corpos vertebrais. Sob compressão axial de 800 N, os modelos implantados com um disco artificial colocado anteriormente apresentaram cargas facetárias 2,5 vezes superiores às cargas observadas no modelo intacto, enquanto os modelos implantados posteriormente não previram cargas facetárias em compressão. Os modelos implantados com um disco colocado posteriormente apresentaram maior flexibilidade do que os modelos intactos e implantados com discos colocados anteriormente. A restauração do ligamento longitudinal anterior reduziu as tensões do pedículo, as cargas facetárias e a rotação em extensão para níveis quase intactos. Os modelos sugerem que, ao alterar a colocação do disco artificial na direção ântero-posterior, um cirurgião pode modular a rigidez de flexão do segmento de movimento e a partilha de carga posterior, mesmo que o design específico de substituição do disco não tenha rigidez rotacional inerente. [55], também verificou a importância da posição do disco artificial. Utilizando um modelo L1-L5, examinaram a forma como o comportamento mecânico da coluna lombar é afetado pela altura e posição de uma prótese ProDisc. A posição do disco foi variada até 2 mm na direção anterior e posterior, e foram investigadas três alturas de disco diferentes. Os resultados mostraram que a posição do implante influencia fortemente a rotação intersegmentar para os casos de carga de pé e flexão, uma altura de disco 2 mm superior ao espaço normal do disco aumenta a rotação intersegmentar ao nível do implante durante a posição de pé e a extensão. Além disso, também descobriram que, para uma substituição de disco, os valores da rotação intersegmentar estão mais próximos dos da coluna vertebral intacta quando as porções laterais do ânulo não são removidas. Uma reconstrução perfeita da ALL ajudaria a restaurar a biomecânica ao normal.

6.2 Estabilização dinâmica

Os vários sistemas de estabilização dinâmica descritos na literatura são todos de implante posterior. No estudo de [56], a compatibilidade biomecânica de um dispositivo interespinhoso em forma de U foi avaliada utilizando um modelo L4-L5, comparando os movimentos do modelo saudável, do nucleotomizado e do implantado sob compressão, flexão, extensão e flexão lateral, Figura 8. Os resultados mostraram que o implante foi capaz de atingir o seu principal objetivo de conceção, que é diminuir as forças que actuam sobre as articulações apofisárias. Noutro estudo, o comportamento biomecânico do segmento de movimento implantado com Dynesys em condições de carga fisiológica foi avaliado por [57], Figura 9. Os resultados previstos mostraram que a rigidez do segmento de movimento tratado foi consideravelmente aumentada sob flexão e extensão, especialmente sob torção, que foi tão elevada que foi observada uma resposta biomecânica não fisiológica. Para além disso, verificaram que a funcionalidade geral do Dynesys era independente das forças de pré-carga aplicadas.

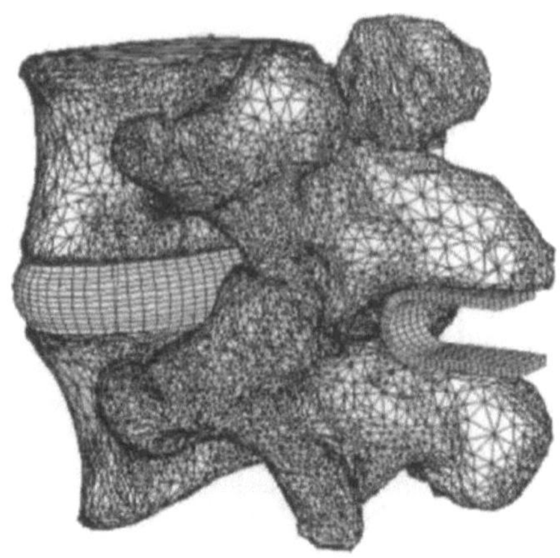

Figura 8: O modelo de EF do segmento de movimento lombar L4-L5 com dispositivo interespinhoso implantado.

O efeito de um implante dinâmico posterior adjacente a um fixador rígido da coluna vertebral no comportamento biomecânico no nível correspondente foi estudado por [58], utilizando um modelo L1-L5. Depois de estudar uma coluna lombar saudável para comparação, um fixador rígido e um enxerto ósseo foram inseridos em L2/L3. Os discos saudáveis e degenerados foram assumidos no nível adjacente, ou seja, L3/L4. Um fixador posterior dinâmico emparelhado adicional foi então implementado ao nível de L3/L4. Foram simulados os casos de carga de marcha, extensão, flexão e rotação axial. Os resultados mostraram que a fusão intercorporal anterior em combinação com um fixador rígido tem apenas um efeito menor na rotação intersegmentar, na pressão intradiscal e na força da articulação facetária no nível adjacente. Um implante dinâmico reduz a rotação intersegmental para marcha, extensão e flexão, bem como as forças da articulação facetária para rotação axial ao nível da sua inserção. A pressão intradiscal não é significativamente reduzida por um implante dinâmico. Os resultados não apoiam o pressuposto de que as cargas do disco são significativamente reduzidas por um implante dinâmico. No entanto, para a rotação axial, os dispositivos de fixação dinâmica reduzem efetivamente a força na articulação facetária. Noutro estudo do mesmo grupo, o efeito de um implante dinâmico posterior bilateral no comportamento mecânico da coluna lombar foi comparado com um fixador rígido utilizando o mesmo modelo L1-L5. O implante foi assumido como uma haste longitudinal reta com um diâmetro de 5 mm. A rigidez da barra longitudinal foi variada entre 1 e 83.000 N/m.min em passos discretos, enquanto o último valor representa o material do fixador rígido. Os resultados mostraram que uma rigidez do implante superior a 1000 N/mm tem apenas um efeito menor na rotação intersegmentar. Os efeitos mecânicos de um implante dinâmico são semelhantes aos de um dispositivo de fixação rígido, exceto após a distração, quando a pressão intradiscal é consideravelmente menor para os implantes rígidos do que para os dinâmicos. Assim, os resultados deste estudo demonstram que um implante dinâmico não reduz necessariamente as cargas axiais da coluna vertebral em comparação com uma coluna não instrumentada. A diferença no efeito mecânico de um implante dinâmico ou rígido posterior emparelhado é menor do que o esperado.

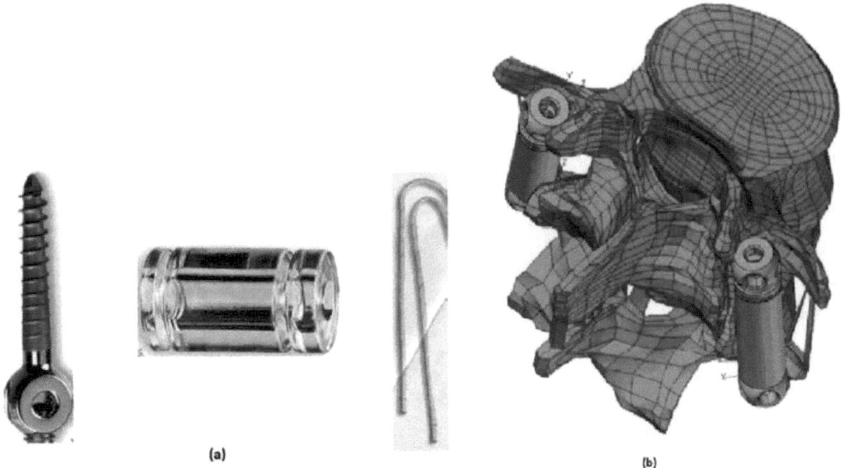

Figura 9: Modelo de EF para o sistema Dynesys desenvolvido pela, (a) Componentes do sistema Dynesys, (b) Segmento L2-L3 implantado.

3. Conclusões

Registaram-se avanços reais no domínio da modelação da coluna vertebral por elementos finitos desde que foram desenvolvidos os primeiros modelos, há mais de três décadas. Este progresso só foi possível devido a avanços paralelos na capacidade de computação, na tecnologia de imagiologia e nas técnicas experimentais, que provavelmente continuarão a desenvolver-se no futuro. Num estudo típico de elementos finitos para análise de um implante espinal específico, será primeiramente desenvolvido e validado um modelo de elementos finitos detalhado dos segmentos de movimento espinal relacionados, simples ou múltiplos, como referência para simular os segmentos em condições normais (saudáveis). Em seguida, o modelo saudável será modificado através da remoção de uma determinada parte da estrutura da coluna vertebral e da inserção do implante, de acordo com as instruções médicas, para representar o segmento em condições instrumentadas. O efeito do implante pode então ser avaliado comparando os resultados do modelo saudável e do modelo instrumentado sob várias cargas fisiológicas. Por conseguinte, é essencial que o modelo de coluna vertebral intacta desenvolvido seja suficientemente preciso para refletir o movimento dos segmentos simulados e as cargas internas partilhadas entre os vários componentes na realidade.

A incorporação cautelosa de novas tecnologias, com uma consideração adequada da sensibilidade e validação do modelo, permitir-nos-á gerar simulações mais eficientes e precisas. Isto permitirá o desenvolvimento de ferramentas de simulação da coluna vertebral que satisfaçam o seu potencial para a avaliação pré-clínica e a avaliação dos doentes.

8 . Referências

[1] Wheeldon JA, Stemper BD, Yoganandan N, Pintar FA. Validação de um modelo de elementos finitos da coluna cervical inferior normal jovem. Anais de engenharia biomédica 2008; 36: 1458-1469.

[2] Kumaresan S, Yoganandan N, Pintar FA, Maiman DJ. Modelação por elementos finitos da coluna cervical: papel do disco intervertebral sob cargas axiais e excêntricas. Med Eng Phys 1999; 21: 689-700.

[3] Hurwitz A, Courant R. Vorlesunger über Allgemeine Funcktionen Theorie. . Grundlehren der mathematischer Wissenschaften 1922; 3.

[4] Liu Y, Ray G. A Finite Element Analysis of Wave Propagation in the Human Spine (Análise de elementos finitos da propagação de ondas na coluna vertebral humana). Relatório Técnico F33615-72-C-1212 1973; Wright Patterson A.F.B. Fairborn, OH.

[5] Crawford R. Os modelos de elementos finitos prevêem a resistência à compressão do corpo vertebral in vitro melhor do que a tomografia computorizada quantitativa. Bone 2003; 33: 744750.

[6] Zhang QH, Teo EC, Ng HW, Lee VS. Análise por elementos finitos das relações momento-rotação da coluna cervical humana. J. of biomechanics 2006; 39: 189-193.

[7] Maurel N, Lavaste F, Skalli W. Um modelo tridimensional parametrizado de elementos finitos da coluna cervical inferior. Estudo da influência das facetas articulares posteriores. J. of biomechanics 1997; 30: 921-931.

[8] Zhang QH, Teo EC. Aplicação de elementos finitos na investigação de implantes para o tratamento da doença degenerativa discal lombar. Engenharia e Física Médica 2008; 20: 1246-1256.

[9] Sairyo K, Goel VK, Masuda A, Vishnubhotla S, Faizan A, Biyani A, Ebraheim N, Yonekura D, Murakami R-I, Terai T. Three dimensional finite element analysis of the pediatric lumbar spine. Parte II: alteração biomecânica como fator inicial da espondilolistese ístmica pediátrica na placa de crescimento. European spine J. 2006; 15: 930-935.

[10] Schmidt H, Shirazi-Adl A, Galbusera F, Wilke H-J. Análise da resposta da coluna lombar durante actividades diárias regulares - uma análise de elementos finitos. J. of biomechanics 2010; 43: 1849-1856.

[11] Yoganandan N, Kumaresan S, Pintar Fa. Biomecânica da coluna cervical - Parte 2. Respostas dos tecidos moles da coluna cervical e modelação biomecânica. Biomecânica clínica 2001; 16: 1-27.

[12] Kallemeyn Na, Tadepalli SC, Shivanna KH, Grosland NM. Uma abordagem multibloco interactiva para a criação de malhas na coluna vertebral. Métodos e programas informáticos em biomedicina 2009; 95: 227-235.

[13] Kallemeyn N, Gandhi A, Kode S, Shivanna K, Smucker J, Grosland NM. Validação de um modelo de elementos finitos da coluna cervical C2-C7 utilizando dados de flexibilidade específicos da amostra. Engenharia e Física Médica 2010; 32:

482-489.

[14] Teo EC, Ng HW. Avaliação do papel dos ligamentos, facetas e núcleo do disco na coluna cervical inferior sob compressão e momentos sagitais utilizando o método dos elementos finitos. Medical engineering & physics 2001; 23: 155-164.

[15] Del Palomar aP, Calvo B, Doblaré M. Um modelo exato de elementos finitos da coluna cervical sob carga quase estática. J. of biomechanics 2008; 41: 523-531.

[16] Shirazi-Adl A, Parnianpour M. Load-bearing and stress analysis of the human spine under a novel wrapping compression loading. Clin Biomech 2000; 15: 718-725.

[17] Overaker DW, Langrana NA, Cuitino AM. Análise de elementos finitos da mecânica do corpo vertebral com um modelo microestrutural não linear para o núcleo trabecular. . J Biomechanical Engineering 1999; 121: 542-550.

[18] Higgins KB, Sindall DR, Cuitino AM, Langrana NA. Alterações biomecânicas na coluna vertebral osteoporótica intacta devido ao aumento sintético: investigação por elementos finitos. J Biomechanical Engineering 2007; 129: 575-585.

[19] Whyne CM, Hu SS, Lotz JC. Fratura por explosão na coluna metastática: desenvolvimento, validação e análise paramétrica de um modelo tridimensional de elementos finitos poroelásticos. . Spine 2003; 28: 652-660.

[20] Buckley JM, Loo K, Motherway J. Comparação de medidas quantitativas baseadas em tomografia computorizada na previsão da força de compressão vertebral. Bone 2007; 40: 767-774.

[21] Tschirhart CE, Nagpurkar A, Whyne CM. Efeitos da localização, forma e serrilha da superfície do tumor no risco de fratura por explosão na coluna metastática. J Biomechanics 2004; 37: 653-660.

[22] Meakin JR, Reid JE, Hukins DW. Substituição do núcleo pulposo do disco intervertebral. Biomecânica clínica 2001; 16: 560-565.

[23] Rawlinson JJ, Punga KP, Gunsallus KL, Bartel DL, Wright TM. Simulação de desgaste da substituição do disco ProDisc-L utilizando a análise adaptativa de elementos finitos. J Neurosurgery Spine 2007; 7: 165-173.

[24] Simon BR, Wu JS, Carlton MW, Evans JH, Kazarian LE. Modelos estruturais para segmentos de movimento da coluna vertebral humana com base numa visão poroelástica do disco intervertebral. J. Biomechanical Engineering 1985; 107: 327-335.

[25] Schroeder Y, Wilson W, Huyghe JM, Baaijens F. Modelo de elementos finitos osmoviscoelásticos do disco intervertebral. Eurpean Spine J. 2006; 15: 361-371.

[26] Ferguson SJ, Ito K, Nolte LP. Fluxo de fluido e transporte convectivo de solutos no disco intervertebral. J. Biomechanics 2004; 37: 213-221.

[27] Espino DM, Meakin JR, Hukins DWL, Reid JE. Análise estocástica de elementos finitos de sistemas biológicos: comparação de um modelo simples de disco intervertebral com resultados experimentais. Computer Methods in Biomechanics and Biomedical Engineering 2003; 6: 243-248.

[28] Argoubi M, Shirazi-Adl A. Análise da resposta de fluência poroelástica de um segmento de movimento lombar em compressão. J. Biomechanics 1996; 29: 1331-1339.

[29] Schmidt H, Heuer F, Simon U, Kettler A, Rohlmann A, Claes L, Wilke H-J. Aplicação de um novo método de calibração para um modelo tridimensional de elementos finitos de um anel fibroso lombar humano. Clinical biomechanics 2006; 21: 337-344.

[30] Lu YM, Hutton WC, Gharpuray VM. As variações na altura do disco intervertebral podem afetar a função mecânica do disco? Spine 1996; 21: 2208-2216.

[31] Natarajan RN, Andersson GB. The influence of lumbar disc height and crosssectional area on the mechanical response of the disc to physiologic loading (A influência da altura do disco lombar e da área da secção transversal na resposta mecânica do disco à carga fisiológica). Spine 1999; 18: 1873-1881.

[32] Fagan MJ, Julian S, Siddall DJ, Mohsen AM. Modelos de coluna vertebral específicos do paciente. Parte 1: análise de elementos finitos do disco intervertebral lombar - um estudo de sensibilidade do material. Procedimentos do Instituto de

Engenharia Mecânica [H] 2002; 216: 299-314.

[33] Baer AE, Laursen TA, Guilak F, Setton LA. O ambiente micromecânico das células do disco intervertebral determinado por um modelo de elementos finitos de deformação finita, anisotrópico e bifásico. J Biomechanical Engineering 2003; 125: 1-11.

[34] Yin L, Elliott DM. Um modelo de homogeneização do anel fibroso. J. Biomechanics 2005; 38: 1674-1684.

[35] Belytschko T, Kulak RF, Schultz AB. Análise de tensão por elementos finitos de um disco intervertebral. J. Biomechanics 1974 7: 277-285.

[36] Brolin K, Halldin P. Development of a Finite Element Model of the Upper Cervical Spine and a Parameter Study of Ligament Characteristics (Desenvolvimento de um modelo de elementos finitos da coluna cervical superior e um estudo de parâmetros das caraterísticas dos ligamentos). Spine 2004; 29: 376-385.

[37] Hukins DW, Kirby MC, Sikoryn TA, Aspden RM, Cox AJ. Comparação da estrutura, propriedades mecânicas e funções dos ligamentos da coluna vertebral lombar. Spine 1990; 15: 787-795.

[38] Panjabi MM, Goel VK, Takata K. Physiologic Strains in the Lumbar Spinal Ligaments (Tensões fisiológicas nos ligamentos da coluna vertebral lombar): An In Vitro Biomechanical Study. Spine 1982; 7: 192-203.

[39] Przybylski GJ, Patel PR, Carlin GJ, Woo SL. Quantitative Anthropometry of the Subatlantal Cervical Longitudinal Ligaments (Antropometria quantitativa dos ligamentos longitudinais cervicais subatlânticos). Spine 1998; 23: 893-898.

[40] Zander T, Rohlmann A, Klockner C, Bergmann G. Influência da Facetectomia Graduada e da Laminectomia na Biomecânica da Coluna Vertebral. Eurpean Spine J. 2003; 12: 427-434.

[41] Weiss JA, Gardiner JC, Ellis BJ, Lujan TJ, Phatak NS. Modelação tridimensional de elementos finitos de ligamentos: aspectos técnicos. Medical engineering & physics 2005; 27: 895-861.

[42] Editorial. Extrair dados clinicamente relevantes de simulações de elementos finitos. Biomecânica Clínica 2005; 20: 451-454.

[43] lonescu I, Weiss JA, Guilkey J, Cole M, Kirby RM, Berzins M. Ballistic injury simulation using the material point method. Stud Health Technol Inform 2006; 119: 228-233.

[44] Villa T, Migliavacca F, Gastaldi D, Colombo M, Pietrabissa R. Tensões de contacto e vida de fadiga numa prótese de joelho: comparação entre medições in vitro e simulações computacionais. J. Biomechanics 2004; 37: 45-53.

[45] Anderson AE, Peters CL, Tuttle BD, Weiss JA. Modelo de elementos finitos da pélvis específico para o sujeito: desenvolvimento, validação e estudos de sensibilidade. J. Biomechanical Engineering 2005; 3: 364-373.

[46] Ellis BJ, Debski RE, Moore SM, McMahon PJ, Weiss JA. Metodologia e estudos de sensibilidade para a modelação por elementos finitos do complexo do ligamento gleno-umeral inferior. J. Biomechanics 2007; 40: 603-612.

[47] Oberkampf WL, Trucano TG, Hirsch C. Verification, Validation, and Predictive Capability in Computational Engineering and Physics (Verificação, validação e capacidade de previsão em engenharia e física computacional). Sandia National Laboratories 2003: 3-78.

[48] Henninger HB, Reese SP, Anderson AE, Weiss JA. Validação de modelos computacionais em biomecânica. Proc Inst Mech Eng H 2010; 224: 801-812.

[49] Wilson GE, Boyack BE. The role of the PIRT process in experiments, code development and code applications associated with reator safety analysis. Nuclear Engineering and Design 1998; 186: 23-37.

[50] Jones AC, Wilcox RK. Análise de elementos finitos da coluna vertebral: Rumo a um quadro de verificação, validação e análise de sensibilidade. Engenharia e Física Médica 2008; 30: 1287-1304.

[51] Cassinelli EH, Hall RA, Kang JD. Biochemistry of intervertebraldiscdegeneration and the potential for gene therapy applications. The Spine J. 2001; 1: 205-214.

[52] Goel VK, Grauer JN, Patel TC, Biyani A, K S, S V, Matyas A, Cowgill I, Shaw M, Long R, Dick D, Panjabi MM, Serhan H. Efeitos do disco artificial Charite' na mecânica dos segmentos espinais implantados e adjacentes utilizando um protocolo de ensaio híbrido. Spine 2005; 30: 2755-2764.

[53] Noailly J, Lacroix D, Planell JA. Estudo de elementos finitos de um novo substituto de disco intervertebral. Spine 2005; 30: 2257-2264.

[54] Dooris AP, Goel VK, Grosland NM, Gilbertson LG, Wilder DG. Partilha de carga entre elementos anteriores e posteriores num segmento de movimento lombar implantado com um disco artificial. . Spine 2001; 26: 122-129.

[55] Rohlmann A, Zander T, Bergmann G. Efeito da substituição total do disco com ProDisc na rotação intersegmentar da coluna lombar. Spine 2005; 30: 738743.

[56] Vena P, Franzoso G, Gastaldi D, Contro R, Dallolio V. Um modelo de elementos finitos do segmento de movimento da coluna vertebral L4-L5: compatibilidade biomecânica de um dispositivo interespinhoso. Computer Methods in Biomechanics and Biomedical Engineering 2005; 8: 7-16.

[57] Eberlein R, Holzapfel GA, Schulze-Bauer CAJ. Avaliação de um implante espinal através de modelação avançada de FE de discos intervertebrais humanos intactos. Quinto Congresso Mundial de Mecânica Computacional. 2002.

[58] Zander T, Rohlmann A, Burra NK, Bergmann G. Efeito de um implante dinâmico posterior adjacente a um fixador espinal rígido. Clinical Biomechanics 2006; 21: 767774.

Capítulo 2:

Desenvolvimento de um modelo de elementos finitos da coluna cervical[2]

1. Introdução

A região cervical é um local frequente de lesões na coluna vertebral. A maioria das lesões são de tecidos moles e são causadas por acidentes de viação. Para compreender os mecanismos subjacentes à lesão e à disfunção, os modelos biomecânicos são introduzidos como ferramentas versáteis. Estes modelos podem ser úteis na prevenção, diagnóstico e tratamento de problemas clínicos. O modelo de elementos finitos (EF) é um dos modelos biomecânicos críticos que fornece informações básicas sobre o funcionamento da coluna cervical. Os modelos físicos, os modelos *in vitro* e os modelos *in vivo* são os outros modelos biomecânicos disponíveis para obter informações importantes sobre a biomecânica da coluna cervical em resposta a vários tratamentos. No entanto, estes modelos, em comparação com os modelos de EF, sofrem da sua incapacidade de prever a resposta interna da coluna cervical, por exemplo, campos de tensão e deformação localizados [1]. Os avanços contínuos nas técnicas numéricas, bem como na tecnologia informática, tornaram o método dos elementos finitos uma ferramenta importante na biomecânica da coluna vertebral humana. A modelação por elementos finitos proporciona aos investigadores diferentes pontos de vista sobre a biomecânica da coluna vertebral, ou seja, a análise de tensões, a partilha de cargas em condições normais, patológicas e estabilizadas, e a conceção de dispositivos de teste antropomórficos [2]. Para obter resultados fiáveis, é crucial utilizar uma anatomia precisa, propriedades dos materiais, condições de fronteira e de carga e validação com dados experimentais adequados.

Em modelos de EF anteriores, a coluna cervical é uma combinação de massas rígidas simples ligadas por elementos de viga e mola que representam discos intervertebrais, ligamentos, articulações facetárias e músculos [3, 4]. As massas rígidas simples

---

[2] I. Zafarparandeh, D. Erbulut, I. Lazoglu, e A. F. Ozer. Desenvolvimento de um modelo de elementos finitos da coluna cervical humana. Turkish Neurosurgery, 24: 312-318, 2014.

33

consideradas para as vértebras não produzem resultados realistas. Posteriormente, os investigadores sugeriram modelos de EF pormenorizados [5-8]. Em 1996, Yoganandan et al. [5] propuseram um modelo de EF tridimensional detalhado do segmento C4-C6, considerando todas as caraterísticas anatómicas importantes, tais como as superfícies de articulação das facetas e os processos uncinados. Utilizaram exames de tomografia computorizada em grande plano para criar uma geometria anatomicamente precisa para as vértebras. O modelo foi validado com base nos resultados experimentais *in vitro* publicados, apenas sob compressão axial. Os modelos propostos até 1998 sofriam de incapacidade para prever a resposta biomecânica correta em modos de carga complexos, incluindo a rotação axial e a flexão lateral. Em 1998, Goel et al. [6] desenvolveram um segmento de movimento C5-C6 da coluna cervical e foi validado em todos os modos de carga pela primeira vez na literatura, incluindo a rotação axial e a flexão lateral. A definição não linear dos ligamentos, o disco intervertebral totalmente composto, o núcleo fluido e a articulação de Luschka foram incluídos neste modelo. Noutro estudo, Teo et al. [7] desenvolveram, em 2001, um modelo tridimensional de EF C4-C6 para estudar o papel dos ligamentos, facetas e núcleo do disco na instabilidade. O seu modelo utilizou a técnica de digitalização para obter a geometria exacta de cada vértebra. O modelo assumiu simetria em relação ao plano médio-sagital. A validação foi efectuada em três configurações de carga, incluindo compressão axial, flexão e extensão.

Os modelos propostos acima mencionados tinham a capacidade de prever as tensões internas, as deformações e as respostas biomecânicas sob modos de carga complexos. No entanto, estes modelos consistiam em um ou dois segmentos de movimento da coluna vertebral ou não consideravam todas as caraterísticas da coluna cervical. Por conseguinte, os modelos propostos eram insuficientes para fornecer uma resposta realista dos vários níveis físicos (mais de dois níveis) da coluna vertebral [9].

Com base no tipo de análise de EF em biomecânica da coluna cervical, estática ou dinâmica, os investigadores definiram a necessidade de considerar modelos cervicais completos ou multi-segmentos [9]. Na simulação dinâmica, as vértebras são geralmente consideradas como corpos rígidos que estão ligados por discos e ligamentos que são modelados como molas. Estes modelos dinâmicos incluem o crânio e todas as vértebras e discos [10-12]. Por outro lado, os modelos propostos para simulação estática consideram mais pormenores na geometria e nas propriedades dos materiais da coluna cervical [5, 8, 13, 14]. No entanto, estes modelos não incluem todos os segmentos da coluna cervical. Posteriormente, vários investigadores propuseram modelos completos de EF da coluna cervical [9, 15-17] para análise estática. Em 2006, Zhang et al. [9] desenvolveram um modelo de EF abrangente da coluna cervical C0-C7 e da cabeça. Validaram o modelo sob um momento puro de 1,0 Nm aplicado ao crânio em diferentes direcções, ou seja, flexão, extensão, rotação axial e flexão lateral. Todos os componentes importantes da coluna vertebral, como o osso cortical, o osso esponjoso, os elementos posteriores, o anel do disco, o núcleo do disco e a placa terminal foram simulados de forma adequada.

O objetivo deste capítulo é rever os recentes avanços na modelação de EF da coluna cervical. A estrutura do capítulo baseia-se no procedimento de modelação de EF da coluna cervical. O procedimento de modelação de EF da coluna cervical consiste nas seguintes etapas: construção da vértebra, do disco intervertebral e dos ligamentos, atribuição de propriedades materiais e condições de fronteira e validação com diferentes estudos *in vitro*.

2. Modelo de EF da coluna cervical

Em geral, o modelo de EF de qualquer estrutura é constituído por um número finito de "elementos" que interagem nos seus pontos de ligação, denominados "nós". A utilização destes elementos permite a modelação de geometrias irregulares complexas, como nos casos biomédicos. No modelo de EF da coluna cervical, podem ser utilizados diferentes tipos de elementos com diferentes formas geométricas (barras, placas, blocos, etc.) para representar os componentes da coluna cervical [18].

Um modelo de elementos finitos é composto por três aspectos: a representação geométrica, a representação material (leis constitutivas) e as condições de fronteira (carga e restrições). Em primeiro lugar, é favorável definir a geometria real da coluna cervical o mais próximo possível. Uma das técnicas conhecidas como Tomografia

Computorizada (TC) é normalmente utilizada para fornecer os pormenores tridimensionais adequados da coluna vertebral. A utilização de dados de TC permite a um sujeito basear-se nos requisitos específicos do problema [5, 6, 15, 16, 19, 20]. Em alternativa à técnica de TC, a digitalização direta de ossos cadavéricos secos ou embalsamados pode proporcionar uma excelente fidelidade geométrica à custa de muito tempo [7, 9, 14, 21-24]. Outra grande preocupação na modelação de EF da coluna vertebral são as propriedades dos materiais dos componentes da coluna vertebral, que variam muito, mesmo para uma estrutura específica. Estas propriedades são maioritariamente obtidas através de estudos *in-vitro* [25]. Finalmente, a aplicação das condições de fronteira semelhantes às dos estudos *in-vitro* prepara o modelo para a simulação.

2.1. Geometria e malha do modelo

O primeiro passo na modelação de EF da coluna cervical é obter a geometria de todos os diferentes componentes. A geometria da coluna cervical pode ser definida por três grupos diferentes, incluindo as vértebras, os discos intervertebrais, os ligamentos e as articulações facetárias. Este tipo de divisão baseia-se na funcionalidade de cada componente da coluna vertebral. Foram introduzidos na literatura diferentes métodos para gerar a geometria de cada grupo. A geometria das vértebras pode ser obtida através de dados de tomografia computorizada, enquanto os discos são normalmente criados como volumes sólidos que preenchem o espaço entre duas vértebras. Os ligamentos são modelados com base na sua origem e inserção. A modelação das articulações facetárias depende do tipo de elemento que está a ser utilizado. Geralmente, a construção da geometria e a geração da malha são duas etapas interdependentes. Em alguns casos, o componente da coluna vertebral é modelado utilizando o tipo de malha apropriado sem construções geométricas.

A geometria da vértebra é a parte mais complicada na construção do modelo. É constituída por muitas superfícies de forma livre, como as superfícies facetadas e a superfície onde se encontra o disco. Estas superfícies de forma livre aumentam o tempo necessário para gerar a malha. O tempo de geração da malha das vértebras varia e depende do tipo de malha. Existem dois tipos de elementos comuns utilizados nos modelos da coluna vertebral. Os elementos tetraédricos são mais fáceis de gerar nas superfícies curvas das vértebras, mas têm limitações devido à incapacidade de simular propriedades materiais adequadas [26]. Os elementos hexaédricos, elementos "tijolo" de oito nós, são aceites como o tipo de elemento preferido para a análise não linear tridimensional [27]. No entanto, a resolução deste tipo de elemento é computacionalmente dispendiosa e pode causar descontinuidades nas arestas se não for efectuada uma suavização suficiente da superfície. Zhang et al. [9] obtiveram a geometria das vértebras utilizando um digitalizador flexível a partir de um espécime cadavérico embalsamado de 68 anos de idade (C1-C7). Utilizaram elementos "tijolo" de oito nós para as vértebras, Fig. 1. Del Palomar et al. [15] utilizaram dados de tomografia computorizada de um homem de 48 anos para construir a geometria tridimensional da superfície das vértebras cervicais. As vértebras foram consideradas como corpos rígidos, pelo que apenas as superfícies exteriores das vértebras foram engrenadas utilizando elementos de superfície (triângulos e quadriláteros), Fig. 2. Panzer et al. [17, 28, 29] utilizaram um conjunto de dados 3D disponível na literatura [30] para construir a geometria da coluna cervical completa. Compararam a geometria das vértebras com os estudos anatómicos existentes. Foram utilizados elementos hexagonais tridimensionais para gerar a malha no osso esponjoso, enquanto o osso cortical e as placas terminais das vértebras foram engrenados com elementos quadrilaterais bidimensionais, Fig. 3. Kallemeyn et al. [16, 27] propuseram métodos de geração de malhas utilizando técnicas multi-bloco para facilitar o procedimento necessário para criar um modelo de EF da coluna cervical apenas com elementos hexaédricos. Obtiveram a geometria das vértebras a partir de um espécime de cadáver masculino de 74 anos, Fig. 4. Ha [31] desenvolveu um modelo de EF tridimensional do segmento cervical C3-C6 utilizando a tomografia computorizada. Os dados da tomografia computorizada foram utilizados para construir superfícies CAD não uniformes de B-splines racionais (NURBS) das vértebras. Utilizou elementos de casca de oito nós para o osso cortical e elementos sólidos de vinte nós para o osso esponjoso, Fig. 5. A análise do recente modelo de elementos finitos da coluna cervical revela que os dados da TAC são uma fonte fiável e fácil de obter para a construção da geometria das vértebras. Além disso, os investigadores estão a envidar mais esforços para gerar elementos hexaédricos na geometria complexa das vértebras.

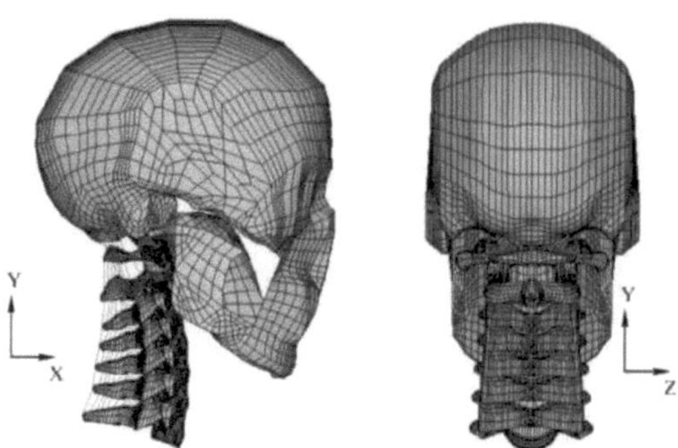

Figura 10: Modelo de elementos finitos da coluna cervical completa proposto por Zhang et al.

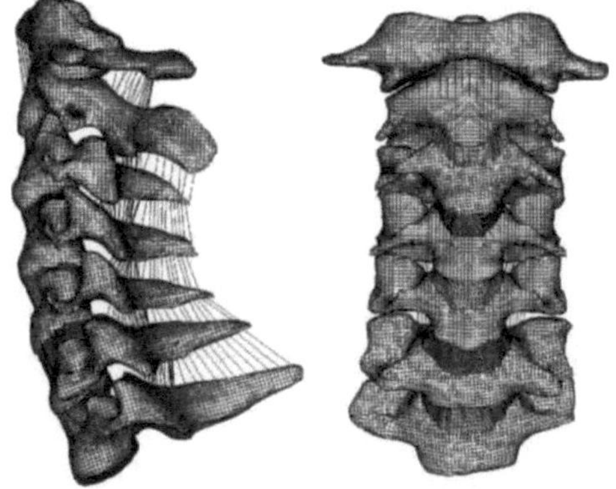

Figura 11: Modelo tridimensional de elementos finitos da coluna cervical proposto por Del Palomar et al.

Geralmente, a geometria dos discos é criada após a obtenção da geometria das vértebras. Os discos intervertebrais são modelados como volumes sólidos que preenchem o espaço entre duas vértebras, sem ultrapassar o limite exterior dos corpos vertebrais. Vários estudos, [9, 15, 28, 31], definiram a geometria dos discos com base nas espessuras anterior e posterior registadas na literatura [32]. Kallemeyn et al. [27] geraram a malha entre duas vértebras sem criar a geometria da superfície dos discos. O elemento hexaédrico é o tipo de elemento mais comum utilizado para gerar malhas nos discos [9, 16, 28, 31, 33], embora também tenham sido utilizados elementos tetraédricos [15, 34].

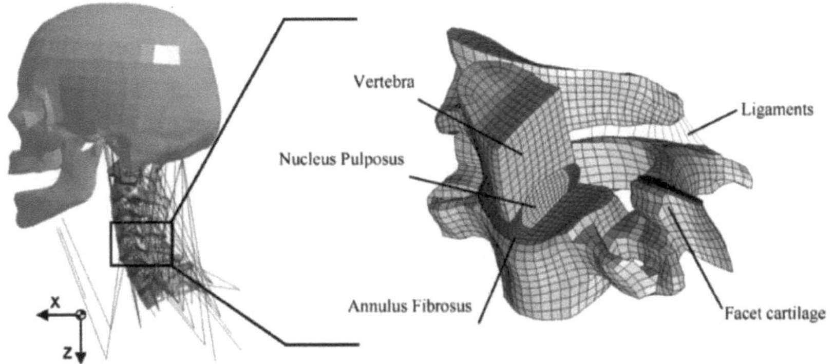

Figura 12: Modelo de elementos finitos da coluna cervical completa utilizado para estudar o choque frontal

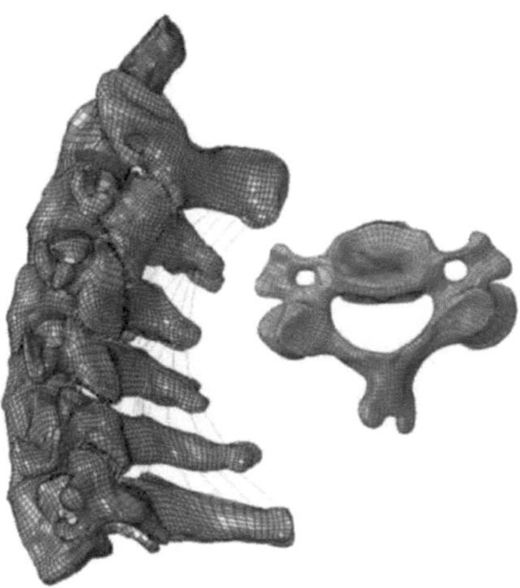

Figura 13: Modelo de elementos finitos da coluna cervical completa utilizado para estudar o choque frontal

A geometria dos ligamentos é definida com base na sua origem/inserção, comprimento e área da secção transversal [25]. Em geral, os modelos de ligamentos propostos utilizam as mesmas propriedades geométricas publicadas anteriormente [35-38]. Cinco grupos diferentes de ligamentos são considerados na modelação de EF da coluna cervical: ligamento longitudinal anterior (ALL), ligamento longitudinal posterior (PLL), ligamento amarelo (LF), ligamento interespinhoso (ISL) e ligamento capsular (CL). Têm sido utilizados diferentes tipos de elementos na simulação do comportamento dos ligamentos, incluindo os tipos mola ou cabo e membrana. Del

Palomar et al. [15], Kallemeyn et al. [16, 27] e Goel et al. [6] utilizaram elementos de treliça 3D que actuam apenas sob tensão. Zhang et al. [9] utilizaram elementos de ligação de dois nós que apenas permitem a transmissão de forças axiais.

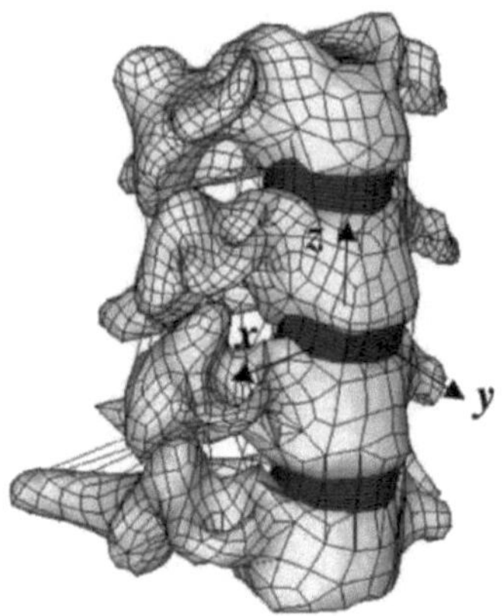

Figura 14: Modelo de elementos finitos da coluna cervical inferior proposto por Ha

A última parte da criação da geometria e da malha para o modelo de EF da coluna cervical é a modelação das articulações facetárias ou zigapofisárias. A anatomia desta articulação é composta por três partes, incluindo a cartilagem, a membrana sinovial e o líquido sinovial. O espaço entre as duas cartilagens é normalmente definido por elementos de deslizamento ou de folga [6, 19]. Em alguns modelos de EF, as articulações facetárias são tratadas como um problema de superfície-contacto [9, 27, 31]. Panzer et al. [28] utilizaram um modelo de compressão-filme para representar o fluido sinovial. Utilizaram elementos hexagonais para simular a cartilagem articular.

2.2. Propriedades dos materiais

O segundo aspeto mais importante de um modelo de elementos finitos é a definição das propriedades materiais dos componentes individuais. A não-homogeneidade, a anisotropia e as não-linearidades do material são predominantes na estrutura cervical, embora, nalguns casos, os pressupostos lineares possam ser apropriados na simulação. A título de exemplo, foram utilizados modelos lineares para determinar os locais de iniciação de fissuras durante o colapso vertebral [39]. Os dados relativos às propriedades dos materiais da coluna cervical humana são desenvolvidos através de experiências laboratoriais controladas. A grande variação nas propriedades dos materiais utilizados nos modelos de elementos finitos resulta geralmente da variabilidade biológica inerente ao trabalho experimental. Esta variação causa inconsistência entre a definição do material no modelo de elementos finitos e as experiências com cadáveres.

Para atribuir as propriedades do material, a malha da vértebra é dividida em quatro grupos diferentes com base na densidade mineral do osso. Estes grupos são o osso cortical, o osso esponjoso, a parte posterior e as placas terminais. Na maioria dos modelos de EF, o modelo elástico isotrópico é utilizado para simular as propriedades dos materiais das quatro partes da vértebra [6, 7, 9, 14, 16, 21-23, 27, 31, 40]. Panzer et al. [28], utilizaram um modelo elástico ortotrópico para o osso esponjoso, tendo em conta o aumento da rigidez na direção superior-inferior do que na direção transversal devido à estrutura trabecular. Del Palomar et al. [15] modelaram as vértebras como corpos rígidos, uma vez que se concentraram na resposta dos tecidos moles no seu modelo.

A definição de disco intervertebral suscita muitas complicações na modelação por elementos finitos da coluna cervical. A geometria complexa do disco intervertebral é constituída pelo anel fibroso e pelo núcleo pulposo. A parte do anel é reforçada com fibras de colagénio, enquanto a parte do núcleo é composta por material fluido. Foram propostos vários modelos de materiais para modelar a estrutura dos discos. Um dos modelos de EF mais precisos, centrado na modelação do material do disco intervertebral, foi proposto por Del Palomar et al. [15]. Para modelar o anel, utilizaram uma função de energia de deformação com duas famílias de fibras proposta anteriormente [41] e ajustaram os parâmetros materiais aos resultados experimentais de Ebara et al. [42]. Para modelar o núcleo, utilizaram um modelo Neo-Hookeano hiperelástico incompressível. Panzer et al. [28] usaram a função de energia de deformação do material isotrópico proposta por Hill (1978) [43] para representar o anel. Cinco pares de camadas quadrilaterais foram incorporadas no anel representando as fibras. O núcleo foi modelado usando os elementos de fluido. Teo et al. [7] modelaram o disco intervertebral como três camadas: duas camadas (superior e inferior) de 0,5 de espessura como as placas terminais e a camada intermédia envolvente do disco intervertebral que consiste no anel e no núcleo. O modelo elástico isotrópico simples foi utilizado para representar a propriedade material do anel e do núcleo.

Como estruturas uniaxiais, o papel dos ligamentos é resistir às forças de tração ou de distração. São frequentemente tratados como elementos de viga elástica simples. Uma formulação de viga padrão para estes elementos impõe uma carga não fisiológica durante a compressão, e os elementos de cabo apenas de tensão são preferidos [7, 9, 15, 27].

2.3. Condições de fronteira e de carga

O último passo na criação de um modelo de EF da coluna cervical, após a construção da geometria e da malha do modelo e a atribuição de propriedades materiais a cada componente da coluna, é a definição das condições de fronteira adequadas. Geralmente, as condições de fronteira são especificadas nas extremidades superior e inferior do modelo de EF. Para alcançar esta condição de fronteira, cada nó que se encontra na superfície inferior da vértebra mais baixa é restringido para ter um deslocamento zero. Em estudos quase-estáticos, é aplicada uma carga axial de compressão na parte superior do modelo para representar o peso do crânio [9]. Outros tipos de carga, incluindo tensão, compressão, cisalhamento, flexão, extensão, flexão lateral e rotação axial, podem ser aplicados na parte superior da vértebra mais alta e uma carga de acompanhamento que simula o peso do corpo pode ser aplicada a cada vértebra [2].

3. Validação

O processo de validação é a última etapa da análise de EF após a criação do modelo. O objetivo da validação é avaliar a capacidade do modelo de EF em prever a resposta do modelo em questões práticas. Esta avaliação é efectuada através da comparação dos resultados preditivos do modelo e das experiências com cadáveres. Os dados experimentais necessários para a validação do modelo de EF da coluna cervical podem ser obtidos a partir de estudos *in vitro* ou em cadáveres. Existe uma grande variedade de estudos *in vitro* disponíveis na literatura [44-48].

5. Referências

[1] Panjabi MM. Modelos da coluna cervical para investigação biomecânica. Spine 1998; 23(24): 2684-2699.

[2] Yoganandan N, Kumaresan S, Voo L, Pintar FA. Aplicação de elementos finitos na modelação da coluna cervical humana. Spine 1996; 21(15): 1824-1834.

[3] Chang H, Gilbertson LG, Goel VK, Winterbottom JM, Clark CR, Patwartdhan A. Resposta dinâmica do complexo occipitoatlanto-axial (C0-C1-C2) em rotação axial direita. Journal of Orthopaedic Research 1992; 10: 446-453.

[4] Coffee MS, Edwards WT, Hayes WC, White AAI. Biomechanical properties and strength of the human cervical spine (Propriedades biomecânicas e resistência da coluna cervical humana). Transactions of ASME Bioengineering Division 1987; 3: 71-72.

[5] Yoganandan N, Kumaresan S, Voo L, Pintar FA, Larson SJ. Modelação por elementos finitos da unidade da coluna cervical C4-C6. Med Eng Phys 1996; 18: 569-574.

[6] Goel VK, Clausen JD. Previsão da partilha de carga entre os componentes da coluna vertebral de um segmento de movimento C5-C6 utilizando a abordagem por elementos finitos. Spine 1998; 23(6): 684691.

[7] Teo E-C, Ng H-W. Avaliação do papel dos ligamentos, facetas e núcleo do disco na coluna cervical inferior sob compressão e momentos sagitais utilizando o método dos elementos finitos. Med Eng Phys 2001; 23: 155-164.

[8] Maurel N, Lavaste F, Skalli W. Um modelo tridimensional parametrizado de elementos finitos da coluna cervical inferior. Estudo da influência das facetas articulares posteriores. J Biomech 1997; 30(9): 921-931.

[9] Zhang QH, Teo E-C, Ng H-W, Lee VS. Análise por elementos finitos das relações momento-rotação da coluna cervical humana. J Biomech 2006; 39: 189-193.

[10] Camacho DL, Nightingale RW, Myers BS. A fricção da superfície no impacto próximo do vértice da cabeça e do pescoço aumenta o risco de lesões. Journal of

biomechanics 1999; 32: 293301.

[11] Meyer F, Bourdet N, Deck C, Willinger R, Raul JS. Human Neck Finite Element Model Development and Validation against Original Experimental Data. Stapp car crash journal 2004; 48: 177-206.

[12] Stemper BD, Kumaresan S, Yoganandan N, Pintar FA. Modelo de elementos finitos cabeça-pescoço para impacto inercial de veículos a motor: análise da sensibilidade do material. Biomedical Sciences Instrumentation 2000; 39: 189-193.

[13] Clausen JD, Goel VK, Traynelis VC, Scifert J. O processo unicinado e as articulações de Luschka influenciam a biomecânica da coluna cervical: quantificação utilizando um modelo de elementos finitos do segmento C4-C5. . J Orthop Res 1997; 15: 342-347.

[14] Ng H-W, Teo E-C. Análise não linear de elementos finitos da coluna cervical inferior (C4-C6) sob carga axial. Journal of Spinal Disorders 2001; 14: 201-210.

[15] del Palomar AP, Calvo B, Doblaré M. Um modelo exato de elementos finitos da coluna cervical sob carga quase estática. J Biomech 2008; 41: 523-531.

[16] Kallemeyn N, Gandhi A, Kode S, Shivanna K, Smucker J, Grosland N. Validação de um modelo de elementos finitos da coluna cervical C2-C7 utilizando dados de flexibilidade específicos da amostra. Med Eng Phys 2010; 32: 482-489.

[17] Panzer BM, Fice BJ, Cronin SD. Resposta da coluna cervical em colisão frontal. Med Eng Phys 2011; 33: 1147-1159.

[18] Goel VK, Gilbertson LG. Spine update: Applications of the finite element method to thoracolumbar spinal research_ past, present, and future. Spine 1995; 20: 1719-1727.

[19] Kumaresan S, Yoganandan N, Pintar FA. Abordagens de modelação por elementos finitos da cápsula da articulação facetária da coluna cervical humana. J Biomech 1998; 31: 371-376.

[20] Kumaresan S, Yoganandan N, Pintar FA, Maiman DJ. Modelação por elementos finitos da coluna cervical: papel do disco intervertebral sob cargas axiais e excêntricas. Med Eng Phys 1999; 21: 689-700.

[21] Ng H-W, Teo E-C. Influência das magnitudes de pré-carga e dos ângulos de orientação na biomecânica cervical, um estudo de elementos finitos. J Spinal Disord Tech 2005; 18(1): 72-79.

[22] Ng H-W, Teo E-C, Lee K-K, Qiu T-X. Análise de elementos finitos da instabilidade da coluna cervical sob carga fisiológica. J Spinal Disord Tech 2003; 16(1): 55-65.

[23] Teo E-C, Ng H-W. A resposta biomecânica da coluna cervical inferior sob carga axial, flexão e extensão usando o método FE. Jornal Internacional de Aplicações Informáticas em Tecnologia 2004; 21: 8-15.

[24] Guo L-x, Teo E-c, Lee K-k, Zhang Q-h. Caraterísticas de vibração da coluna vertebral humana sob cargas cíclicas axiais: Efeito da frequência e do amortecimento. Spine 2005; 30: 631-637.

[25] Yoganandan N, Kumaresan S, Pintar FA. Biomecânica da coluna cervical - Parte 2. Respostas dos tecidos moles da coluna cervical e modelação biomecânica. Clin Biomech 2001; 16: 1-27.

[26] O'Reilly MA, Whyne CM. Comparação de modelos de elementos finitos paramétricos baseados em tomografia computorizada e específicos do doente da coluna vertebral saudável e metastática utilizando um algoritmo de transformação de malha. Spine 2008; 33(17): 18761881.

[27] Kallemeyn N, Tadepalli SC, Shivanna K, Grosland N. Uma abordagem interactiva multibloco para a criação de malhas na coluna vertebral. Computer Methods and Programs in Biomedicine 2009; 95: 227-235.

[28] Panzer MB, Cronin DS. Desenvolvimento, validação e investigação da partilha de carga do modelo de elementos finitos do segmento C4-C5. J Biomech 2009; 42: 480-490.

[29] Panzer MB. Modelação Numérica da Coluna Cervical Humana em Impacto Frontal. Engenharia Mecânica 2006

[30] Deng YC, Li X, Liu Y. Modelação da coluna cervical humana utilizando técnicas

de elementos finitos. in Proceedings from the 43rd Stapp Car Crash Conference. 1999.

[31] Ha SK. Modelação por elementos finitos de segmentos da coluna vertebral cervical de vários níveis (C3-C6) e análise biomecânica de um disco protésico de tipo elastómero. Med Eng Phys 2006; 28: 534-541.

[32] Gilad I, Nissan M. Estudo das relações geométricas entre as vértebras e os discos da coluna cervical e lombar humana. Spine 1986; 11(2): 154-157.

[33] Wheeldon Ja, Stemper BD, Yoganandan N, Pintar Fa. Validação de um modelo de elementos finitos da coluna cervical inferior normal jovem. Anais de engenharia biomédica 2008; 36: 1458-1469.

[34] Li Y, Lewis G. Influência do tratamento cirúrgico da doença degenerativa do disco em C5-C6 nas alterações de alguns parâmetros biomecânicos da coluna cervical. Medical engineering & physics 2010; 32(6): 595-603.

[35] Panjabi MM, Oxland TR, Parks EH. Anatomia quantitativa dos ligamentos da coluna cervical. Parte 2. Coluna cervical média e inferior. Journal of Spinal Disorders 1991; 4: 277-285.

[36] Panjabi MM, Oxland TR, Parks EH. Anatomia quantitativa dos ligamentos da coluna cervical. Parte 1. Coluna cervical superior. Journal of Spinal Disorders 1991; 4(3): 270276.

[37] Yoganandan N, Kumaresan S, Pintar FA. Propriedades geométricas e mecânicas dos ligamentos da coluna cervical humana. Journal of Biomechancial Engineering 2000; 122: 623-629.

[38] Clark CR, A coluna cervical. 1998: Lippincott-Raven, Philadelphia.

[39] Crawford RP, Cann CE, Keaveny TM. Finite Element Models Predict In Vitro Vertebral Body Compressive Strength Better than Quantitative Computed Tomography. Bone 2003; 33: 744-750.

[40] Teo JCM, Chui CK, Wang ZL, Ong SH, Yan CH, Wang SC, Wong HK, Teoh SH. Malha heterogénea e modelação biomecânica da coluna vertebral humana. Medical engineering & physics 2007; 29(2): 277-290.

[41] Holzapfel GA, Nonlinear solid mechanics. 2000, Nova Iorque: Wiley.

[42] Ebara S, Iatridis JC, Setton LA, Foster RJ, Mov VC, Weidenbaum M. Tensile properties of nondegenerate human lumbar annulus fibrosus. Spine 1996; 21: 452-461.

[43] Hill R. Aspects of invariance in solid mechanics (Aspectos da invariância em mecânica dos sólidos). Avanços em Mecânica Aplicada 1978; 178: 1-75.

[44] Panjabi MM, Crisco JJ, Vasavada A, Oda T, Cholewicki J, Nibu K, Shin E. Mechanical properties of the human cervical spine as shown by threedimensional load-displacement curves. Spine 2001; 26: 2692-2700.

[45] Wheeldon JA, Pintar FA, Knowles S, Yoganandan N. Corredores de dados experimentais de flexão/extensão para validação de modelos de elementos finitos da coluna cervical jovem e normal. J Biomech 2006; 39: 375-380.

[46] Nightingale RW, Carol Chancey V, Ottaviano D, Luck JF, Tran L, Prange M, Myers BS. Propriedades estruturais de flexão e extensão e forças para segmentos masculinos da coluna cervical. J Biomech 2007; 40: 535-542.

[47] Nightingale RW, Winkelstein Ba, Knaub KE, Richardson WJ, Luck JF, Myers BS. Comparative strengths and structural properties of the upper and lower cervical spine in flexion and extension (Forças comparativas e propriedades estruturais da coluna cervical superior e inferior em flexão e extensão). J Biomech 2002; 35: 725-732.

[48] Goel VK, Clark CR, Harris KG, Schulte KR. Cinemática da coluna cervical: efeitos da laminectomia total múltipla e da fiação facetária. Journal of Orthopaedic Research 1988; 6: 611-619.

Capítulo 3:

Aplicação de um modelo de elementos finitos assimétrico da coluna
cervical C2-T1 para avaliar o papel dos tecidos moles na estabilidade[3]

1- Introdução

Décadas de investigação confirmaram que a maioria das lesões da coluna cervical está
relacionada com os tecidos moles. Utilizando modelos biomecânicos, é possível
compreender os mecanismos subjacentes à lesão e à disfunção, e esta compreensão
conduzirá a uma maior segurança e proteção contra lesões[1]. A gama de dados
biomecânicos experimentais de espécimes cervicais humanos é limitada, e a recolha
destes dados requer equipamento experimental especializado em certos casos. Em
contrapartida, o método dos elementos finitos (EF), utilizando um computador, pode
fornecer informações sobre o funcionamento interno da coluna cervical[2, 3]. As
principais preocupações com a biofidelidade dos modelos de EF humanos estão
relacionadas com as suas geometrias e propriedades dos materiais.

Existem vários métodos populares disponíveis para obter geometrias exactas dos
componentes estruturais da coluna vertebral. Maurel et al.[4] utilizaram uma máquina
de medição espacial para determinar a geometria das vértebras da coluna cervical
inferior. Estes autores mediram as coordenadas tridimensionais de 154 pontos
espalhados pelas superfícies de 53 vértebras secas. Ng et al.[5] utilizaram um
digitalizador de alta definição com 6 graus de liberdade para desenvolver um modelo
de EF detalhado, tridimensional e geometricamente não linear da coluna cervical
inferior humana (C4-C6). Yoganandan et al.[3] utilizaram imagens bidimensionais
sagitais e coronais de TC de cadáveres humanos para obter contornos precisos das
secções transversais das vértebras. Em geral, destes métodos, os dados geométricos
mais flexíveis e rigorosos podem ser obtidos utilizando a tomografia computorizada

---

[3] D. Erbulut, I. Zafarparandeh, I. Lazoglu, e A. F. Ozer. Aplicação de um modelo de elementos finitos
assimétrico da coluna cervical C2-T1 para avaliar o papel dos tecidos moles na estabilidade. Medical
Engineering & Physics, 36: 915-921, 2014.

(TC)[6]. Em termos de imagiologia médica específica (idade, sexo e patologia), esta técnica é favorável.

Os modelos de FE para segmentos da coluna vertebral são de grande interesse e têm sido bem sucedidos na previsão da estabilidade da coluna cervical sob carga fisiológica[2, 5]. A definição de instabilidade clínica da coluna vertebral tem sido controversa. Stokes e Frymoyer[7] definiram instabilidade segmentar como um deslocamento que é maior do que o observado numa estrutura normal. Panjabi[8] definiu a instabilidade segmentar como uma amplitude de movimento anormal na zona neutra. Os estudos biomecânicos *in vitro* da coluna cervical lesionada forneceram algumas informações sobre o papel dos componentes da coluna vertebral (discos, ligamentos e facetas) no fornecimento de estabilidade[9, 10]. Além disso, foram propostos alguns modelos de elementos finitos para investigar a importância dos componentes da coluna vertebral na estabilidade[11-13]. Sharma et al.[13] propuseram um modelo de EF do segmento lombar L3-L4 e estudaram o papel das facetas, dos ligamentos e das suas geometrias na estabilidade do segmento. Teo et al.[12] desenvolveram um modelo de EF tridimensional do segmento C4-C6 para prever o papel dos ligamentos, das articulações facetárias e do núcleo do disco na instabilidade da coluna cervical inferior. Os resultados mostraram que os ligamentos, as facetas e o núcleo do disco são cruciais para preservar a estabilidade do movimento da coluna cervical. No entanto, até à data, não foram comunicados estudos exaustivos sobre o papel dos ligamentos, das articulações facetárias e do núcleo do disco na estabilidade que tenham utilizado um modelo FE assimétrico e completo da coluna cervical.

O objetivo deste capítulo foi propor um modelo de EF detalhado da coluna cervical (C2- T1), utilizando uma malha hexaédrica fina nas vértebras e nos discos intervertebrais. A complexa geometria assimétrica da coluna cervical em torno do plano médio-sagital foi considerada no processo de modelação para obter resultados realistas. O modelo foi utilizado para avaliar o papel dos ligamentos, das articulações facetárias e dos discos na estabilidade da coluna cervical sob carga de flexão e extensão. Para validar o modelo com a literatura, foram aplicados diferentes tipos de cargas ao modelo em condições de flexão, extensão, flexão lateral direita e esquerda, e rotação axial direita e esquerda.

2. Materiais e métodos

2.1. Geometria do modelo

Foram utilizados dados de tomografia computorizada (TC) de um homem saudável de 35 anos de idade para construir o modelo tridimensional de FE da coluna cervical completa de C2 a T1. A aprovação ética foi dada pelo comité do Conselho de Ética Institucional do Comité de Investigação em Seres Humanos da Universidade de Koc. O número do protocolo foi 2012.019.IRB2.009. Os dados da TC foram processados (Fig. 15a) utilizando o software de processamento de imagens médicas (Mimics® Versão 14.1; Materialise, Inc., Leuven, Bélgica). O processo de segmentação foi utilizado para obter a representação da superfície tridimensional de cada vértebra em formato STL.

Para construir superfícies tridimensionais dos discos intervertebrais, as vértebras foram primeiro alinhadas tendo em consideração a curvatura lordótica natural da coluna cervical, tal como referido na literatura[14, 15]. A lordose cervical foi medida com base no método Cobb de quatro linhas entre C2 e C7, o que resultou numa curvatura de 25 graus, como se mostra na Fig. 15b. O ângulo medido encontrava-se no corredor experimental. A altura e a largura de cada corpo vertebral foram comparadas com as relatadas por Gilad et al.[16] para garantir a exatidão da geometria. As dimensões das vértebras estavam no corredor das dimensões relatadas. No segundo passo, mantendo a curvatura lordótica natural da coluna cervical, as localizações das vértebras foram ajustadas para corresponderem às espessuras anterior e posterior dos discos referidas por Gilad et al.[16]. As espessuras anterior e posterior dos discos foram comparadas com a literatura[16] (Tabela 1). Finalmente, foram criados volumes sólidos tridimensionais para preencher os espaços entre as vértebras para criar os discos intervertebrais.

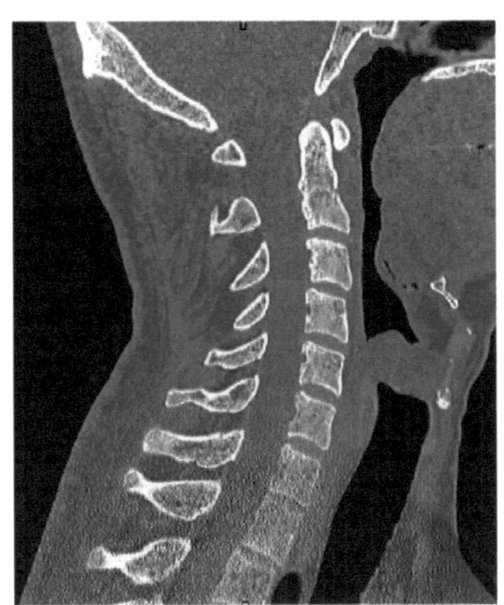

a)

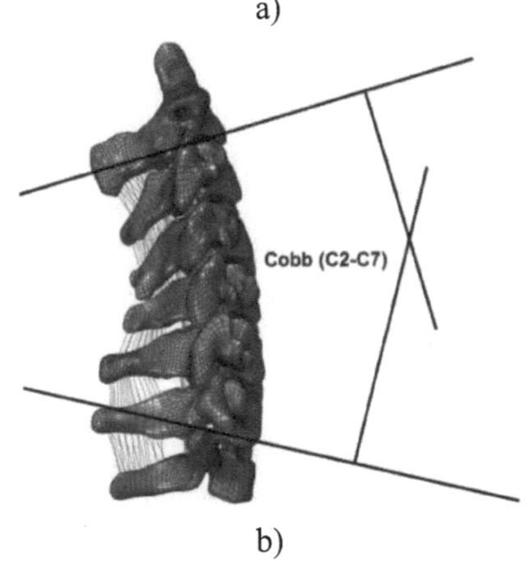

b)

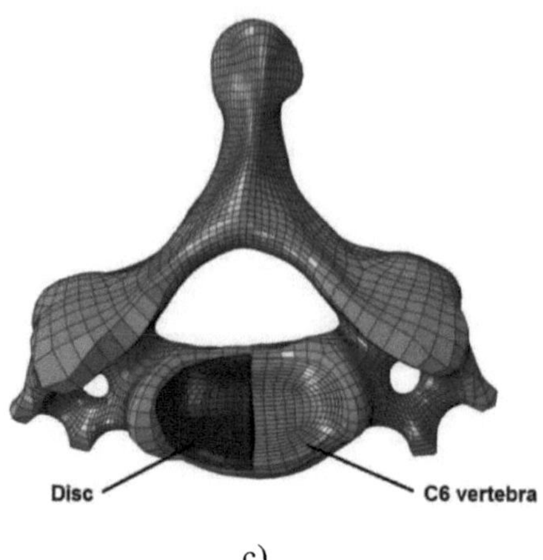

c)

Figura 15: (a) Dados de TC da coluna cervical de um homem saudável de 35 anos de idade; (b) Modelo tridimensional de EF da coluna cervical completa (C2-T1) construído utilizando a abordagem multi-bloco e o ângulo Cobb medido para a curva de lordose; (c) O padrão de malha circular implementado

2.2. Criação de malha

Para reduzir o esforço e o tempo necessários para criar a malha na geometria complexa dos componentes da coluna vertebral, foi utilizada a nova técnica multi-bloco introduzida por Kallemeyn et al.[17] para gerar uma malha hexaédrica nas vértebras e nos discos. O modelo STL de cada peça foi importado separadamente para o software IA-FEMESH (Universidade de Iowa, IA) como uma superfície STL tridimensional. Os blocos ajudaram a criar a malha hexaédrica volumétrica dos discos e das vértebras.

Depois de transferir as partes volumétricas da malha do IA-FEMESH para o software ABAQUS (ABAQUS®, Versão 6.10-2; Abaqus, Inc., Providence, RI, EUA), a interface de cada disco e as vértebras vizinhas em cada segmento foram fundidas para criar o modelo completo desejado (Fig. 15b). Todas as partes esponjosas, corticais e posteriores das vértebras foram modeladas usando elementos hexagonais tridimensionais (C3D8). A camada cortical foi considerada a camada exterior da malha na vértebra e tinha uma espessura de aproximadamente 0,5 mm[18]; a placa terminal óssea era a camada adjacente ao disco e tinha uma espessura de aproximadamente 0,6 mm[19]; e o osso esponjoso compunha a parte interior. As propriedades materiais de todas as partes das vértebras foram consideradas elasticamente isotrópicas.

2.3. Disco intervertebral

Os discos intervertebrais são constituídos por dois componentes, o núcleo pulposo e o anel fibroso. O anel fibroso é constituído por camadas concêntricas de cartilagem fibrosa. Por conseguinte, foi criado um padrão de malha circular no modelo do disco para simular as camadas concêntricas do anel fibroso. O mesmo padrão de malha circular foi definido nas placas terminais dos corpos vertebrais para fundir as interfaces das vértebras e dos discos. O padrão circular nos discos e nas vértebras está representado na Fig. 15c. O material da substância fundamental do anel fibroso foi modelado utilizando o modelo hiperelástico Neo-Hookean. O anel também acomodou as definições de fibra em cada elemento. A opção de vergalhão do ABAQUS foi utilizada para reforçar as camadas do anel com fibras de $\pm 25°$ na região cervical de acordo com a literatura[2, 20]. A implementação da opção "no compression" limitou as fibras do anel a resistir à tensão. Seis anéis diferentes de elementos hexaédricos foram colocados em camadas sobre o disco para integrar o núcleo. 40% da área total do disco foi dedicada ao núcleo pulposo. Foram utilizados elementos de fluido incompressíveis para simular o comportamento do fluido do núcleo.

2.4. Ligamentos

Os ligamentos foram modelados utilizando elementos de treliça tridimensionais e foram obrigados a atuar de forma não linear apenas durante a tensão. Foi atribuída uma área de secção transversal a cada elemento de treliça em cada grupo de ligamentos. O número de elementos de treliça em cada grupo de ligamentos foi escolhido de forma a que a área total da secção transversal correspondesse à área total relatada na literatura[21]. Os locais de origem e inserção dos ligamentos utilizados no modelo foram obtidos a partir da literatura[22]. Para todos os segmentos, cinco tipos diferentes de ligamentos foram considerados: o ligamento longitudinal anterior (ALL), o ligamento longitudinal posterior (PLL), o ligamento capsular (CL), o ligamento amarelo (LF), e o ligamento interespinhoso (ISL). Em cada segmento, 15, 15, 18, 10, e 16 elementos de treliça foram usados para modelar o ALL, PLL, CL, LF, e ISL, respetivamente. A estes elementos de treliça foram atribuídas propriedades materiais não lineares. Mudanças na rigidez do ligamento (ou seja, inicialmente baixa rigidez em baixas deformações seguidas pelo aumento da rigidez em deformações mais altas) foram simuladas com a designação de material "hipoelástico", que permite que a rigidez axial seja definida como uma função da deformação axial[23].

O modelo completo consistia em 122.512 nós e 106.547 elementos que representavam as várias estruturas da coluna vertebral da região cervical, incluindo as vértebras, os discos e os ligamentos. As propriedades dos materiais dos vários tecidos utilizados no modelo (Tabela 2) foram obtidas da literatura[2, 31] e foram atribuídas aos componentes do modelo de EF.

2.5. Articulações facetárias

Foram utilizados elementos de contacto tridimensionais (GAPUNI) para simular as articulações facetárias (apofisárias). Estes elementos transferem força entre nós numa única direção em função do espaço especificado entre eles. A camada cartilaginosa entre as superfícies das facetas foi simulada utilizando o parâmetro "softened contact" do ABAQUS, que ajusta exponencialmente a transferência de força através da articulação, dependendo do tamanho do espaço[2, 24].

2.6. Cargas e condições de fronteira

Momento puro[19] As cargas foram aplicadas ao modelo nos três planos principais e incluíram flexão, extensão, flexão lateral e rotação axial. Para a flexão e extensão, as cargas testadas foram de 0,33, 0,5, 1, 1,5 e 2 Nm. Para a flexão lateral e a rotação axial, foram utilizadas cargas de 0,3 e 1 Nm. Para cada simulação, a carga foi aplicada a um nó voador (FN) que foi criado 1 mm acima do processo odontoide de C2. Os nós situados no processo odontoide de C2 foram acoplados ao FN para criar um momento puro. Todos os nós acoplados foram restringidos em todas as direcções. Durante as simulações, os nós na superfície inferior de T1 foram fixados em todas as direcções.

Foram estudados os papéis de diferentes tecidos moles na estabilidade do segmento C4-C5. O modelo intacto foi modificado excluindo tecidos moles específicos e mantendo outros tecidos moles. Em seguida, a amplitude de movimento do modelo modificado foi comparada com a do modelo intacto para quantificar a estabilidade. As simulações foram efectuadas em 6 condições diferentes:

1. intacto,

2. sem o ligamento ISL (NoISL) em C4-C5 em flexão,

3. sem o ligamento LF (NoLF) em C4-C5 em flexão,

4. sem o ligamento PLL (NoPLL) em C4-C5 em flexão,

5. sem o núcleo (NoNuc) em flexão, e

6. sem as articulações facetárias (NoF) em extensão.

2.7. Validação do modelo

O modelo foi comparado com uma série de estudos *in vitro*[25-29] efectuados sob diferentes planos de carga em flexão/extensão, flexão lateral direita/esquerda e rotação axial direita/esquerda. Para além disso, os resultados foram comparados com dois modelos recentes de EF da coluna cervical completa propostos por Panzer et al.[30] e Zhang et al.[31]. Para verificar a exatidão do modelo, foram aplicados ao modelo carregamentos de baixo nível e de alto nível. A carga de baixo nível envolveu principalmente a resposta do disco e a carga de alto nível activou os ligamentos.

Tabela 1: Distâncias médicas, anteriores e posteriores entre duas vértebras da coluna cervical num segmento relatado.

Vértebras	Anterior (mm)	Posterior (mm)	Medial (mm)
C2-C3	4.87	4.2	4.53
C3-C4	5.83	5.10	5.46
C4-C5	6.43	4.27	5.35
C5-C6	6.24	4.34	5.29
C6-C7	6.73	5.2	5.96

Tabela 2: Propriedades mecânicas e tipos de elementos das diferentes partes do modelo da coluna cervical

Component	Element Type	Young's Modulus (MPa)	Poisson's Ratio	Cross-Sectional Area (mm^2)
Bony Structures				
Vertebral cortical bone	Isotropic, elastic hex element	10,000	0.30	-
Vertebral cancellous bone	Isotropic, elastic hex element	450	0.25	-
Posterior bone	Isotropic, elastic hex element	3500	0.25	-
Intervertebral disc				
Annulus (ground)	Neo Hookean, hex element	4.2	0.45	-
Annulus (fiber)	Rebar	450	0.3	-
Nucleus	Incompressible fluid element	1	0.499	-

Ligaments				
Anterior longitudinal	Tension only, truss elements	15 (<12%) 30 (>12%)	0.3	11.1
Posterior longitudinal	Tension only, truss elements	10 (<12%) 20 (>12%)	0.3	11.3
Ligamentumflavum	Tension only, truss elements	5 (<25%) 10 (>25%)	0.3	46.0
Interspinous/supraspinous	Tension only, truss elements	4 (20-40%) 8 (>40%)	0.3	13.0
Capsular	Tension only, truss elements	7 (<30%) 30 (>12%)	0.3	42.2
Joint				
Facet (apophyseal joint)	Nonlinear soft contact, GAPUNI	-	-	-

3. Resultados

As respostas de rotação para cada segmento sob momentos sagitais são apresentadas na Fig. 16. Para comparar o modelo sob uma gama alargada de cargas, os conjuntos de dados experimentais de flexão e extensão publicados por Wheeldon et al.[25] e Nightingale et al.[27, 28], e os resultados de FE de Panzer et al.[30] foram selecionados. Os resultados da simulação foram razoáveis no corredor experimental dos estudos *in vitro* selecionados para cada segmento. Os comportamentos não lineares e de rigidez da coluna cervical sob cargas mais elevadas foram bem previstos.

Em carga de flexão, os resultados do modelo intacto foram mais rígidos do que os valores médios dos dados experimentais de Wheeldon et al.[25] em todos os segmentos em até 55%; no segmento C3-C4, a curva do presente modelo seguiu bem os valores experimentais médios. Com exceção do segmento C6-C7, os resultados do presente estudo foram mais rígidos do que os de Nightingale et al.[27, 28] em até 48%. Nos segmentos C2-C3 e C3-C4, os resultados foram mais flexíveis do que os do modelo proposto por Panzer et al.[30], e nos segmentos inferiores (i.e., C4-C5 e C6-C7), os resultados do modelo foram mais rígidos do que os de Panzer et al.[30]. Em C5-C6, o modelo intacto e o modelo de Panzer et al.[30] previram a mesma resposta de rotação.

Durante a carga de extensão, os resultados actuais foram até 48% mais flexíveis do que os valores médios dos dados experimentais de Wheeldon et al.[25] nos segmentos C2-C3 e C3-C4; nos outros segmentos, os resultados foram mais rígidos até 68%. Em todos os segmentos, exceto C2-C3, os resultados do modelo intacto foram mais rígidos do que os valores médios dos resultados de Nightingale et al.[27, 28] em até 50%. Da mesma forma, os resultados numéricos actuais durante a carga de extensão foram mais rígidos do que os resultados numéricos de Panzer et al.[30].

Nas Figs. 17a-b, as amplitudes completas de movimento (ROMs) de flexão lateral e rotação axial dos diferentes segmentos são comparadas com os estudos *in vitro* publicados por Panjabi et al.[26] e Traynelis et al.[29] e o estudo de FE de Zhang et al.[31]. Como o modelo intacto era assimétrico em relação ao plano médio-sagital, esperava-se que as magnitudes do movimento fossem diferentes para a carga direita e esquerda. Por conseguinte, o mesmo momento puro foi aplicado em cada lado direito e esquerdo separadamente, e a soma dessas rotações foi apresentada como a ADM.

Na flexão lateral, os resultados do modelo intacto e os do modelo de EF de Zhang et al.[31] foram mais rígidos do que o corredor experimental de Panjabi et al.[26] em todos os segmentos. No entanto, o modelo intacto previu valores que estavam mais próximos do estudo de Panjabi et al. [26] do que os do modelo de EF de Zhang et al.[31]. O modelo intacto previu que a rotação máxima ocorreu em C4-C5 (4,89°) e que a rotação mais baixa ocorreu em C6-C7 (5,4°). Os valores máximo e mínimo foram observados nos mesmos níveis relatados por Panjabi et al.[26], enquanto Zhang et al.[31] previram que o máximo seria em C3-C4 e que o mínimo seria em C6-C7.

Na rotação axial, as respostas de rotação dos segmentos C2-C3, C4-C5, e C5-C6 caíram no corredor experimental de Panjabi et al.[26]; nos segmentos C3-C4 e C6-C7, o modelo intacto foi mais flexível. Os resultados de FE de Zhang et al.[31] estavam no corredor experimental do estudo de Panjabi et al.[26] apenas para o segmento C5-C6. Os resultados do modelo intacto estavam em boa concordância com os resultados de Traynelis et al. [29].

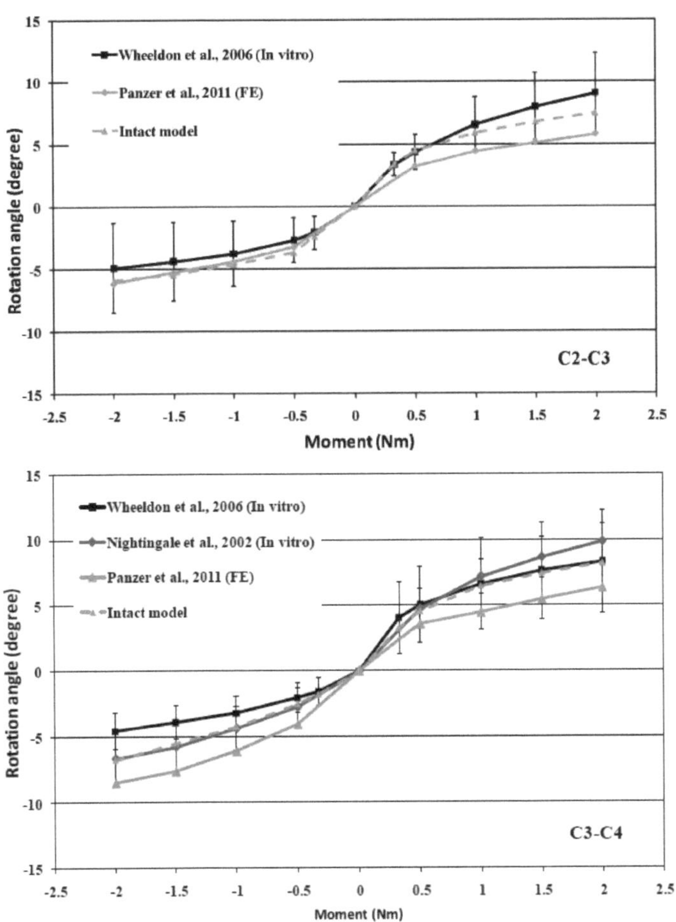

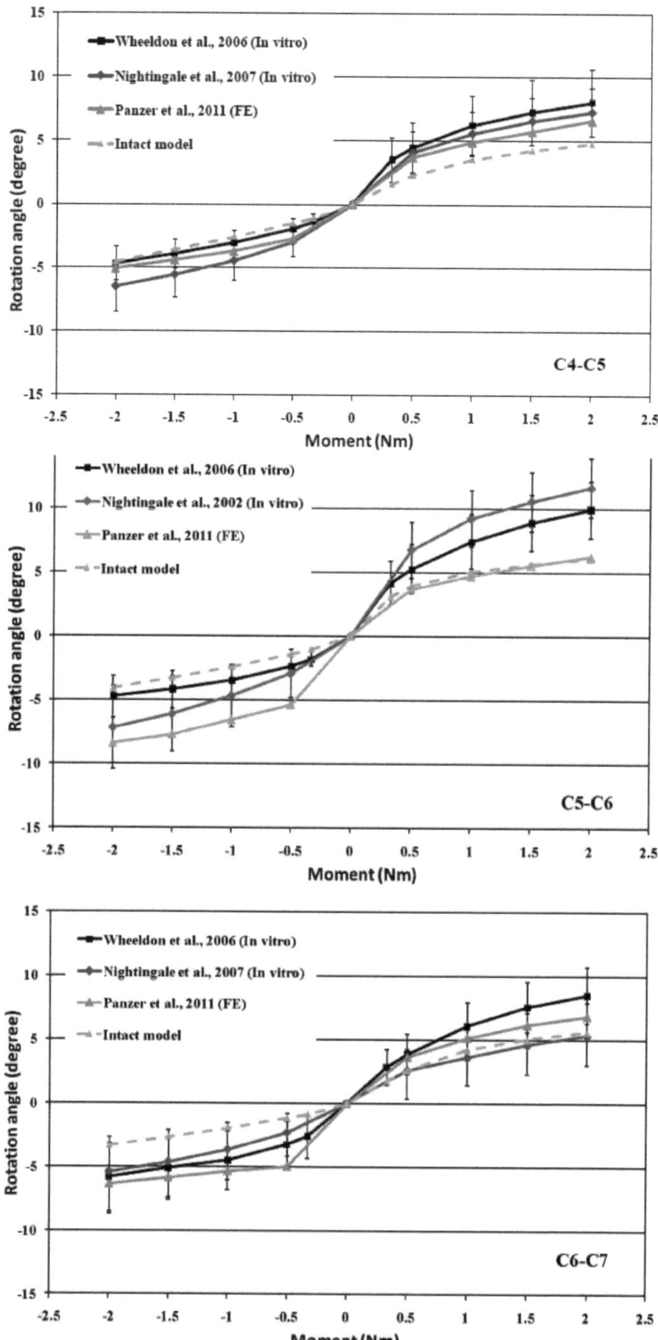

Figura 16: Comparação da resposta do modelo intacto com estudos in vitro e

3.1. Influência dos ligamentos

O modelo NoISL apresentou aumentos no movimento de até 66% na carga de 2 Nm (Fig. 18a). As quantidades de aumento no movimento dos modelos NoLF e NoPLL foram tão elevadas como 1% e ocorreram na carga de 2 Nm. Nenhum dos ligamentos passou a primeira zona linear sob os valores de carga considerados.

3.2. Influência das articulações facetárias

A resposta prevista do modelo NOF durante a extensão é apresentada na Fig. 18b. Foram observadas alterações no movimento para o modelo NOF em todos os valores de carga, e a alteração máxima no movimento (ou seja, um aumento de 15% em comparação com o modelo intacto) ocorreu a 0,33 Nm.

3.3. Influência do Núcleo

A Fig. 19 mostra o movimento do modelo NoNuc comparado com os dos modelos intacto e NoISL durante a flexão. A resposta de rotação aumentou em até 75% após a remoção do núcleo, e o valor máximo ocorreu a 0,33 Nm. Este aumento no movimento foi de 23% para a carga de 2 Nm. A partir da Fig. 19, pode-se observar que, aproximadamente a partir do momento de 0,5 Nm para cima, o modelo NoNuc respondeu de forma semelhante ao modelo intacto, enquanto o modelo NoISL respondeu de forma mais flexível.

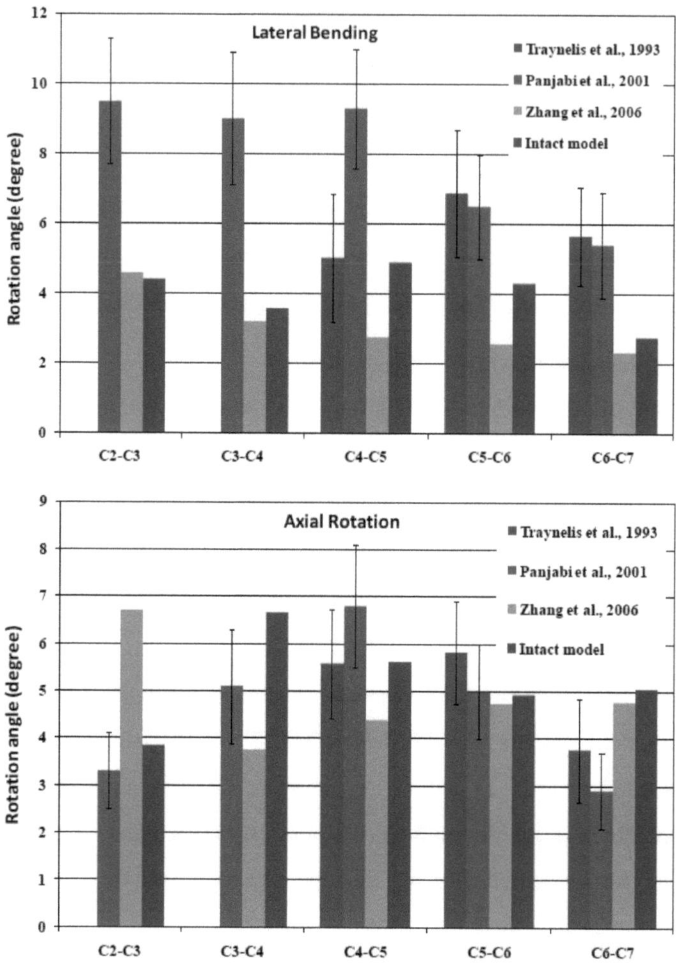

Figura 17: Comparação da resposta do modelo intacto com estudos in vitro e modelos de EF em diferentes segmentos sob (a) flexão lateral e (b) rotação axial.

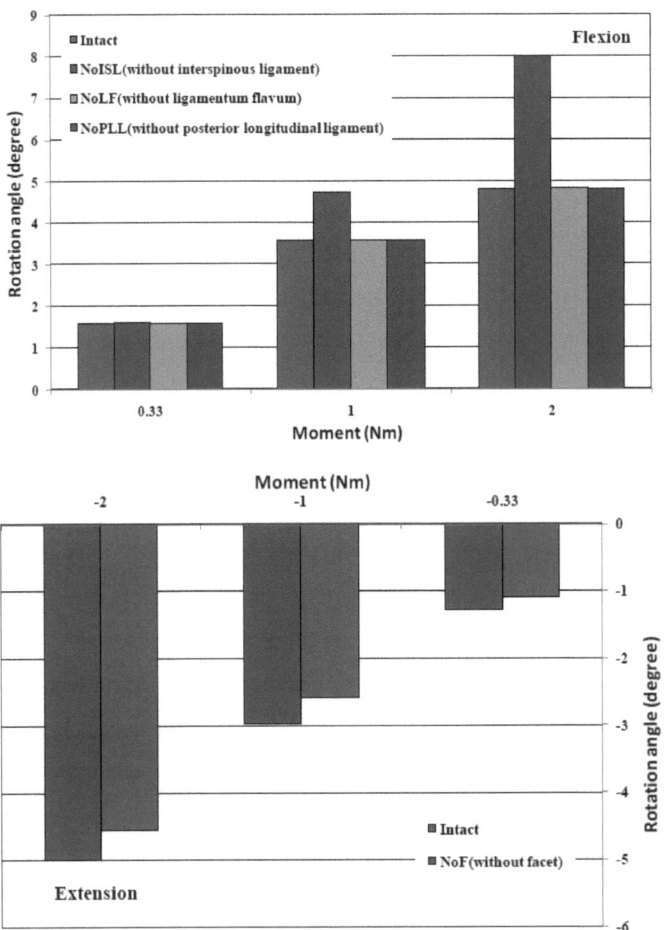

Figura 18: (a) Influência do ligamento interespinhoso (LIE), do ligamento amarelo (LF) e do ligamento longitudinal posterior (LPL) na estabilidade de C4-C5 sob carga de flexão; (b) Influência das articulações facetárias na estabilidade de C4-C5 sob carga de extensão.

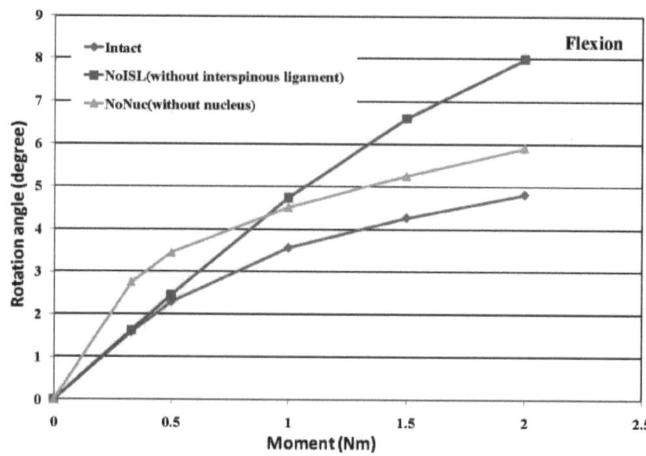

Figura 19: Comparação da resposta dos modelos NoISL, NoNuc e intacto sob carga de flexão.

4. Discussão

O principal objetivo deste capítulo foi utilizar a técnica multi-bloco para gerar uma malha hexaédrica fina

para toda a coluna cervical de C2 a T1. Para obter resultados realistas, foi considerada a geometria assimétrica das vértebras e dos discos em relação ao plano médio-sagital. Foi obtida uma geometria exacta de cada vértebra a partir de dados de TC e foi gerada uma malha hexaédrica em cada vértebra e disco. Na fase de validação, as respostas do atual modelo de EF foram comparadas com as de vários estudos experimentais e modelos de EF propostos sob uma vasta gama de cargas.

Em geral, a resposta do modelo intacto sob diferentes condições de carga concordou razoavelmente bem com os conjuntos de dados experimentais relatados na literatura. No entanto, sobretudo durante a extensão, a resposta do modelo foi mais rígida em alguns segmentos e mais flexível noutros segmentos, em comparação com os resultados dos estudos *in vitro*. Acreditamos que a fonte das inconsistências na resposta de extensão resultou da orientação das articulações facetárias. Foram registados resultados semelhantes[25, 27, 28, 32, 33], e estes estudos também sugeriram que as orientações das facetas podem causar diferenças entre estudos.

No modelo intacto, as curvas de flexão e extensão para cada segmento foram assimétricas em aproximadamente zero para o caso intacto. A mesma tendência foi observada no estudo de Wheeldon et al.[25], e os valores médios de flexão foram maiores do que os valores de extensão para todos os segmentos. De facto, a diferença de movimento entre a flexão e a extensão pode ser explicada pela forma assimétrica do pescoço humano no plano sagital e pela ativação de diferentes tipos de ligamentos. Condições semelhantes foram observadas no estudo *in vitro* de Nightingale et al.[28]. No entanto, noutro estudo, Nightingale et al. [27] referiram que os valores médios de flexão e extensão eram semelhantes. O estudo de FE de Panzer et al.[30] mostrou tendências assimétricas em flexão e extensão, embora os valores para extensão fossem mais altos do que aqueles para flexão nos segmentos C2-C3, C3-C4, e C5C6. No nosso estudo, os movimentos de flexão e extensão resultantes de todos os segmentos concordaram com os estudos *in vitro* relatados. Em comparação com o modelo de EF de Panzer et al.[30], o nosso modelo de EF mostrou tendências que eram semelhantes às dos estudos *in vitro* de curvas de flexão e extensão.

A rotação de cada modelo modificado foi calculada e comparada com o modelo intacto. Os resultados mostraram que a remoção do LSI afectou a estabilidade da coluna cervical muito mais do que a remoção de outros ligamentos. O aumento da carga aumentou o tamanho dessa diferença. Este comportamento pode ser explicado pela localização do LSI. As alterações na amplitude de movimento após a exclusão do PLL ou do LF não foram perceptíveis. Este resultado prova que quando o LF ou PLL é omitido do modelo, outros ligamentos podem preservar o movimento em todos os casos de carga durante a flexão.

As simulações das articulações facetárias têm sido uma das principais preocupações dos modelos da coluna cervical propostos anteriormente[2, 3, 5]. De uma perspetiva geométrica, as localizações dos planos das facetas no nosso modelo, em contraste com a maioria dos modelos FE anteriores[2, 3, 5], não eram simétricas em relação ao plano médio-sagital. O nosso modelo cervical assimétrico causou um movimento acoplado durante a extensão sob carga. A extensão deste movimento acoplado foi maior para cargas mais elevadas. Após a omissão das articulações facetárias, a quantidade de movimento acoplado foi reduzida. No entanto, não ocorreu qualquer alteração no movimento acoplado quando os ligamentos foram omitidos do modelo intacto. Por conseguinte, concluímos que as articulações facetárias são o único componente do modelo responsável pelo movimento acoplado durante a carga de extensão, independentemente da presença de ligamentos.

O movimento durante a flexão do modelo NoNuc é apresentado na Fig. 5 sob diferentes cargas. Como se vê na Fig. 19, o núcleo desempenha o papel principal na preservação da estabilidade sob cargas mais baixas. No entanto, sob cargas mais elevadas, o ISL desempenha o papel principal na estabilização da coluna vertebral, mesmo quando o núcleo está ausente.

Em resumo, os seguintes pontos-chave foram obtidos a partir da análise de FE. A LSI foi crucial para manter a estabilidade da coluna cervical durante a flexão, e as articulações facetárias foram os principais contribuintes para a estabilidade durante a extensão. Além disso, o núcleo proporcionou estabilidade sob cargas mais baixas, enquanto os ligamentos proporcionaram essa estabilidade sob cargas mais elevadas durante a flexão. As aplicações futuras da nossa abordagem poderão ser utilizadas para modelação da coluna vertebral.

5. Referências:

[1] Panjabi MM. Modelos da coluna cervical para investigação biomecânica. Spine 1998; 23(24): 2684-2699.

[2] Goel VK, Clausen JD. Previsão da partilha de carga entre os componentes da coluna vertebral de um segmento de movimento C5-C6 utilizando a abordagem por elementos finitos. Spine 1998; 23(6): 684691.

[3] Yoganandan N, Kumaresan S, Voo L, Pintar FA, Larson SJ. Modelação por elementos finitos da unidade da coluna cervical C4-C6. Med Eng Phys 1996; 18: 569-574.

[4] Maurel N, Lavaste F, Skalli W. Um modelo tridimensional parametrizado de elementos finitos da coluna cervical inferior. Estudo da influência das facetas articulares posteriores. J Biomech 1997; 30(9): 921-931.

[5] Ng H-W, Teo E-C. Análise não linear de elementos finitos da coluna cervical

inferior (C4-C6) sob carga axial. Journal of Spinal Disorders 2001; 14: 201-210.

[6] Zafarparandeh I, Lazoglu I. Application of the finite element method in spinal implant design and manufacture, in The design and manufacture of medical devices, J.P. Davim, Editor. 2012, Woodhead Publishing.

[7] Stokes I, Frymoyer J. Movimento segmentar e instabilidade. Spine 1987; 12(7): 688691.

[8] Panjabi MM. O sistema de estabilização da coluna vertebral. Parte II. Zona neutra e hipótese de instabilidade. Journal of Spinal Disorders 1992; 5(4): 390-396.

[9] Panjabi MM. Instabilidade clínica da coluna vertebral e dor lombar. Journal of Electromyography and Kinesiology 2003; 13(4): 371-379.

[10] Hong-Wan N, Ee-Chon T, Qing-Hang Z. Efeitos biomecânicos da estabilidade intersegmentar C2-C7 devido a laminectomia com facetectomia unilateral e bilateral. Spine 2004; 29(16): 1737-1745.

[11] Voo LM, Kumaresan S, Yoganandan N, Pintar FA, Cusick JF. Análise de elementos finitos da facetectomia cervical. Spine 1997; 22(9): 964-969.

[12] Teo E-C, Ng H-W. Avaliação do papel dos ligamentos, facetas e núcleo do disco na coluna cervical inferior sob compressão e momentos sagitais utilizando o método dos elementos finitos. Med Eng Phys 2001; 23: 155-164.

[13] Sharma M, Langrana NA, Rodriguez J. Role of ligaments and facets in lumbar spinal stability. Spine 1995; 20(8).

[14] Schwab F, Lafage V, Boyce R, Skalli W, Farcy J-P. Análise da linha de gravidade em voluntários adultos: Correlação relacionada com a idade com parâmetros da coluna vertebral, parâmetros pélvicos e posição do pé. Spine 2006; 31(25): 959-967.

[15] Lafage V, Schwab F, Skalli W, Hawkinson N, Gagey P-M, Ondra S, Farcy J-P. Equilíbrio em pé e deformidade da coluna vertebral no plano sagital: Análise dos parâmetros espinopélvicos e da linha de gravidade. Spine 2008; 33(14): 1572-1578.

[16] Gilad I, Nissan M. Estudo das relações geométricas entre as vértebras e os discos

da coluna cervical e lombar humana. Spine 1986; 11(2): 154-157.

[17] Kallemeyn N, Tadepalli SC, Shivanna K, Grosland N. Uma abordagem interactiva multibloco para a criação de malhas na coluna vertebral. Computer Methods and Programs in Biomedicine 2009; 95: 227-235.

[18] Panjabi MM, Chen NC, Shin E, Wang J-L. A arquitetura da concha cortical dos corpos vertebrais cervicais humanos. Spine 2001; 26(22): 2478-2484.

[19] Pitzen T, Schmitz B, Georg T, Barbier D, Beuter T, Steudel WI, Reith W. Variação da espessura da placa terminal na coluna cervical. Eur Spine J 2004; 13: 235240.

[20] Clausen JD, Goel VK, Traynelis VC, Scifert J. O processo unicinado e as articulações de Luschka influenciam a biomecânica da coluna cervical: quantificação utilizando um modelo de elementos finitos do segmento C4-C5. . J Orthop Res 1997; 15: 342-347.

[21] Yoganandan N, Kumaresan S, Pintar FA. Propriedades geométricas e mecânicas dos ligamentos da coluna cervical humana. Journal of Biomechancial Engineering 2000; 122: 623-629.

[22] Panjabi MM, Oxland TR, Takata K, Goel VK, duranceau J, Krag M. Articular facets of the human spine: quantitative three-dimensional anatomy. Spine 1993; 18(10): 1298-1310.

[23] Grauer JN, Biyani A, Faizan A, Kiapour A, Sairyo K, Ivanov A, Ebraheim NA, Patel TC, Goel VK. Biomecânica da colocação de discos artificiais Charite a dois níveis em comparação com a fusão mais a combinação de colocação de discos a um nível. Spine J 2006; 6: 659-666.

[24] Goel VK, Grauer JN, Patel TC, Biyani A, Sairyo K, Vishnubhotla S, Matyas A, Cowgill I, Shaw M, Long R, Dick D, Panjabi MM, Serhan H. Efeitos do disco aritficial de Charite na mecânica dos segmentos espinais implementados e adjacentes utilizando um protocolo de teste híbrido. Spine 2005; 30(2755-2764).

[25] Wheeldon JA, Pintar FA, Knowles S, Yoganandan N. Corredores de dados

experimentais de flexão/extensão para validação de modelos de elementos finitos da coluna cervical jovem e normal. J Biomech 2006; 39: 375-380.

[26] Panjabi MM, Crisco JJ, Vasavada A, Oda T, Cholewicki J, Nibu K, Shin E. Mechanical properties of the human cervical spine as shown by threedimensional load-displacement curves. Spine 2001; 26: 2692-2700.

[27] Nightingale RW, Carol Chancey V, Ottaviano D, Luck JF, Tran L, Prange M, Myers BS. Propriedades estruturais de flexão e extensão e resistências para segmentos masculinos da coluna cervical. J Biomech 2007; 40: 535-542.

[28] Nightingale RW, Winkelstein Ba, Knaub KE, Richardson WJ, Luck JF, Myers BS. Comparative strengths and structural properties of the upper and lower cervical spine in flexion and extension (Forças comparativas e propriedades estruturais da coluna cervical superior e inferior em flexão e extensão). J Biomech 2002; 35: 725-732.

[29] Traynelis VC, Donaher PA, Roach RM, Goel VK. Comparação biomecânica da placa de Caspar anterior e das técnicas de fixação posterior de três níveis num modelo cadavérico humano. Journal of Neurosurgery 1993; 79: 96-103.

[30] Panzer BM, Fice BJ, Cronin SD. Resposta da coluna cervical em colisão frontal. Med Eng Phys 2011; 33: 1147-1159.

[31] Zhang QH, Teo E-C, Ng H-W, Lee VS. Análise de elementos finitos do momento relações de rotação para a coluna cervical humana. J Biomech 2006; 39: 189-193.

[32] Camacho D, Nightingale RW, Robinette J, Vanguri S, Coates S, Myers BS, *Medições experimentais de flexibilidade para o desenvolvimento de um modelo computacional de cabeça-pescoço validado para impacto de cabeça próximo do vértice*, em *Proceedings of the 41st Stapp Car Crash Conference1997*. p. 473-486.

[33] Panzer MB, Cronin DS. Desenvolvimento, validação e investigação da partilha de carga do modelo de elementos finitos do segmento C4-C5. J Biomech 2009; 42: 480-490.

Capítulo 4:

Biomecânica dos Sistemas de Estabilização Dinâmica Posterior[4]

1. Introdução

A dor lombar é um dos principais problemas de saúde em todo o mundo. Uma das principais causas de dor lombar é considerada a degeneração do disco intervertebral. A hérnia discal, a espondilolistese, a espondilose e a estenose espinal podem seguir-se à degeneração do disco intervertebral. A dor lombar ocorre quando o disco posterior se projecta e impacta as raízes nervosas devido a uma hérnia discal. Outro impacto na raiz nervosa pode ser observado na condição de estenose espinal, que é uma redução do diâmetro do canal espinal.

As opções de tratamento da dor lombar podem variar consoante a gravidade do caso. Incluem tratamento conservador ou técnicas cirúrgicas. Os tratamentos conservadores incluem exercício, medicamentos, fisioterapia e reabilitação. O tratamento cirúrgico é considerado para o doente quando a dor lombar limita as suas actividades diárias e quando a condição não responde a outras terapias. Os métodos cirúrgicos incluem a descompressão com dispositivos de fusão ou não fusão da coluna vertebral.

A fusão da coluna vertebral apoiada por instrumentos rígidos é amplamente utilizada no tratamento de várias doenças da coluna vertebral. Desde que o procedimento foi introduzido pela primeira vez por Albee e Hibbs em 1911, a fusão tem desempenhado um papel importante nas operações empregues na coluna lombar. O resultado ideal na realização da fusão é atingir os objectivos terapêuticos necessários com o mínimo de perturbação da estrutura e função normais da coluna vertebral[1, 2]. No entanto, a utilização de instrumentação rígida resulta numa quantidade considerável de morbilidade e de complicações. A degeneração discal adjacente é relatada por muitos investigadores, conhecida como um dos problemas na técnica de fusão. A omissão da mobilidade faz com que os segmentos adjacentes sejam sobrecarregados e, consequentemente, o número de intervenções aumenta. Tendo em conta todas estas

---

[4] D. Erbulut, I. Zafarparandeh, A. F. Ozer e Vijay K. Goel. Artigo de revisão: Biomechanics of Posterior Dynamic Stabilization Systems, Advances in Orthopedics, doi: 10.1155/2013/451956, 2013.

razões, reforçou-se a procura de procedimentos alternativos com um conceito diferente [3].

Nos últimos anos, os dispositivos de estabilização dinâmica posterior foram introduzidos como uma alternativa fiável à fusão e ganharam uma popularidade crescente. As vantagens comparáveis destes dispositivos em relação à fusão incluem a retenção e a proteção do disco intervertebral, uma intervenção cirúrgica mais precoce e técnicas minimamente invasivas. A técnica de estabilização dinâmica tem como objetivo preservar o movimento no segmento tratado. Reduz o risco de degeneração acelerada nos níveis adjacentes, o que é uma grande preocupação na fusão, devido aos efeitos protectores da continuação do movimento segmentar[4, 5]. Embora a estabilização dinâmica tenha merecido muita atenção por parte dos investigadores, a conceção de um novo sistema de implante vertebral requer uma abordagem cautelosa. O implante de fusão precisa de fornecer a estabilização até que a fusão ocorra; mas para os sistemas de estabilização dinâmica, este papel deve ser assumido ao longo da vida [6]. Até agora, vários sistemas de estabilização dinâmica posterior foram relatados na literatura que podem ser categorizados como: 1) sistemas baseados em pedículos; 2) sistemas de substituição total de facetas; 3) espaçadores interespinhosos posteriores. Neste capítulo, foi descrita a avaliação biomecânica dos implantes espinais posteriores e foram revistas as propriedades biomecânicas de vários desses dispositivos.

2. Avaliação biomecânica de implantes espinais dinâmicos

A biomecânica segmentar será alterada pela implantação. Por conseguinte, é crucial avaliar os efeitos biomecânicos dos implantes no(s) segmento(s) espinal(ais) tratado(s) e não tratado(s) antes dos ensaios clínicos. A avaliação biomecânica dos sistemas de estabilização dinâmica posterior pode ser efectuada através de estudos *in vivo, in vitro* e de análise de elementos finitos (FEA). A alteração dos parâmetros de descompressão e estabilização devido à instrumentação em relação ao caso intacto pode ser avaliada utilizando espécimes da coluna vertebral. São os chamados estudos *in vitro* que incluem espécimes da coluna vertebral humanos ou de outras espécies. Os estudos in vitro devem seguir protocolos normalizados[7] durante a preparação das amostras da coluna vertebral e os ensaios. Goel et al. [7] sugeriram a utilização de um segmento multiespinal, de modo a incluir uma unidade espinal funcional livre (FSU) em cada lado do segmento implantado. As cargas desejadas são aplicadas à extremidade livre do espécime e os dados de movimento são registados em conformidade. Existem dois protocolos de carga conhecidos como controlo de deslocamento ou carga de controlo de flexibilidade. O protocolo de controlo de carga inclui cargas de força tais como cisalhamento, momento puro e cargas complexas.

A FEA desempenha um papel importante na avaliação biomecânica dos implantes. É útil para determinar a análise estrutural de um implante, do osso e da interação entre ambos. A análise FEA fornece uma visão completa do corte da carga, das tensões e da deformação da construção em causa em cenários de carga. Fornece um esboço prospetivo dos parâmetros necessários para o desenvolvimento de um implante espinal desejado. Estes parâmetros não podem ser determinados por estudos experimentais *in vitro*. No entanto, o modelo de elementos finitos tem de ser validado por um estudo experimental in vitro. A Figura 20 mostra um estudo in vitro com cadáveres e um modelo de elementos finitos lombar.

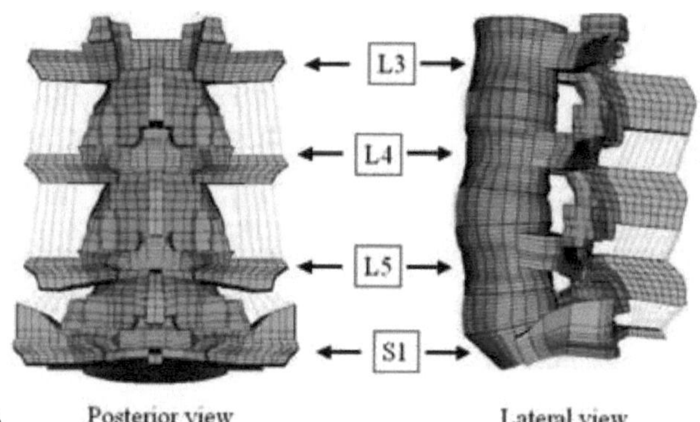

a)

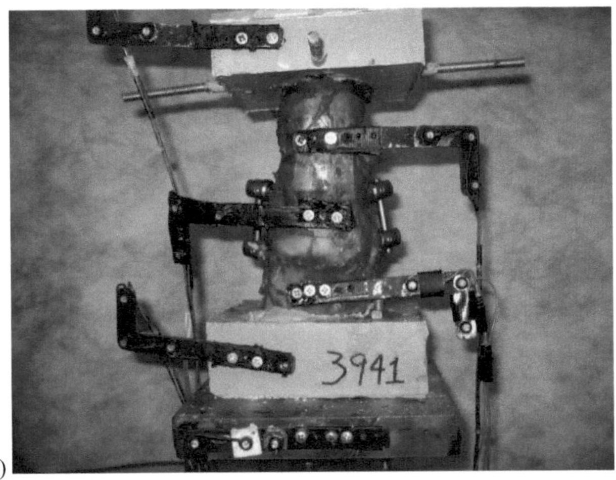
b)

Figura 20: a) Modelo de elementos finitos da coluna lombar (ECORE, Universidade de Toledo), b) Espécime da coluna lombar com sistema de estabilização dinâmica posterior

3. Sistemas de Estabilização Dinâmica Posterior

3.1. Sistemas de estabilização baseados no pedículo:

O Dynesys (Dynamic Neutralization System for the Spine), conhecido como um dispositivo de estabilização dinâmica, é uma das soluções alternativas para os problemas degenerativos do disco lombar, Figura 21-a. Foi implantado pela primeira vez em 1994 por Dubois et al. [8] como um sistema baseado em parafusos pediculares. A intenção de utilizar o Dynesys como um sistema flexível de fixação posterior da coluna vertebral é manter os movimentos intersegmentares ou reduzi-los a magnitudes encontradas na coluna vertebral intacta, e reduzir os efeitos negativos nos segmentos adjacentes. O Dynesys é um dispositivo bilateral e consiste em parafusos pediculares de liga de titânio e espaçadores de uretano policarbonato (PCU) que envolvem cordas de tereftalato de polietileno (PET) tensionadas [9].

Schmoels et al.[10] realizaram um estudo *in vitro* para avaliar o efeito biomecânico do Dynesys sobre as magnitudes de estabilização no segmento tratado. Todas as seis espinhas foram testadas em quatro estágios: intacta, com o defeito do segmento médio, fixação com o Dynesys e fixação com fixador interno. Os cadáveres foram carregados com momentos puros em três planos de movimento, ou seja, flexão-extensão, flexão lateral e rotação axial. Os resultados mostraram que, para o segmento em ponte, o

73

Dynesys foi capaz de estabilizar a coluna vertebral. O estudo mostrou que o Dynesys permitiu maior flexibilidade ao segmento do que o fixador interno. Noutro estudo com as mesmas condições de carga, Schmoels et al.[11] investigaram a influência do sistema de estabilização dinâmica (Dynesys) no disco intervertebral em ponte. Foi observado que o suporte de carga do disco foi ligeiramente alterado no caso da rotação axial. Em flexão, ambos os dispositivos mostraram um bom suporte da coluna anterior, diminuindo a pressão intraduscal, mas ligeiramente abaixo do nível intacto. Os seus resultados mostraram que o Dynesys não apresentou diferenças substanciais na pressão intradiscal do disco em ponte em comparação com o fixador interno. Beastall et al.[12] investigaram a influência biomecânica do Dynesys na coluna lombar. Verificou-se que o Dynesys reduziu significativamente o movimento no segmento em ponte. No entanto, o implante não afectou a amplitude de movimento no segmento adjacente.

Investigações biomecânicas relataram que algumas das estabilizações dinâmicas posteriores tiveram um efeito semelhante na flexão, extensão e flexão lateral, em comparação com a instrumentação rígida devido a implantes dinâmicos com elevada rigidez [4, 9, 10, 13, 14]. Estudos recentes sugerem que um implante dinâmico com menor rigidez pode ser suficiente para estabilizar o segmento da coluna vertebral [13, 15]. Os implantes dinâmicos com uma rigidez mínima de 45N/mm axialmente e 30N/mm em flexão são suficientes para reduzir a flexibilidade da coluna vertebral em 30% da amplitude de movimento intacta, o que é considerado uma redução óptima do movimento [13]. Outro estudo demonstrou que o valor ideal de rigidez axial das hastes longitudinais deve ser de aproximadamente 50N/mm para um implante dinâmico eficaz baseado em parafusos pediculares [9]. Por exemplo, estudos demonstraram que o Dynesys (Dynesys-Zimmer, Minneapolis, MN) apresenta uma rigidez mais elevada do que o inicialmente esperado [10, 14]. Os fixadores dinâmicos posteriores com elevada rigidez não permitem mobilidade suficiente ao segmento tratado para que se obtenham os potenciais benefícios acima descritos. Uma haste dinâmica com rigidez axial muito baixa (<200N/mm) influenciou de facto a cinemática segmentar e permite maior mobilidade [9].

Outra alternativa à fusão rígida da coluna vertebral é uma técnica de estabilização suave ou em flexão introduzida por Graf[16]. O Ligamento de Graf (SEM Co., Mountrouge, França) é composto por parafusos pediculares de titânio que são ligados por bandas roscadas de poliéster Figura 21-b. De facto, as bandas de poliéster impedem o movimento rotativo anormal e preservam a lordose fisiológica do segmento. As investigações biomecânicas demonstraram que o sistema Graf reduz o movimento angular em flexão-extensão sem limitar a translação do corpo vertebral noutras direcções. Como resultado, a conceção do sistema de Graf tem desvantagens na prevenção da espondilolistese. Kanayama et al.[17] estudaram a eficácia do sistema Graf no tratamento da espondilolistese degenerativa. O seu estudo incluiu 64 doentes que foram submetidos ao sistema de Graf. Com base nos resultados clínicos e radiográficos, o deslizamento vertebral não pôde ser evitado, mas em 80% dos pacientes a lordose foi mantida.

O Cosmic (Ulrich GmbH & Co.KG, Ulm, Alemanha) é um sistema de estabilização dinâmica posterior que utiliza parafusos pediculares para proporcionar estabilidade não rígida à coluna lombar degenerativa. A cabeça dos parafusos pediculares tem uma forma articulada e liga a parte roscada ao parafuso. Esta composição permite a partilha de carga entre o cósmico e a coluna vertebral anterior F igura 21-c. Num estudo[18], 103 pacientes consecutivos foram tratados com Cosmic. Os resultados mostraram uma melhoria considerável da dor, da estabilidade e da mobilidade relacionadas, mas foram observadas 10% de reoperações durante o seguimento.

Wilke et al.[15] sugeriram que, se um sistema dinâmico proporcionar menos 70% de amplitude de movimento em comparação com o segmento não degenerado, pode evitar o afrouxamento do parafuso. Além disso, outros estudos mostraram uma boa concordância de que uma carga reduzida no sistema de estabilização dinâmica baseado no parafuso pedicular minimiza o risco de afrouxamento do parafuso [19]. No entanto, estudos também mostraram que o problema do afrouxamento dos parafusos pode ser minimizado com o uso de parafusos dinâmicos articulados, independentemente dos sistemas de estabilização posterior [20, 21].

O PercuDyn (Interventional Spine Inc., Irvine, CA) é conhecido como um implante de estabilização dinâmica posterior limitador da extensão, que é principalmente um sistema de aumento bilateral das facetas, Figura 21-d. Dois parafusos de titânio fixam o dispositivo aos pedículos e um amortecedor de uretano de policarbonato apoiado no processo auricular inferior proporciona a flexibilidade para o sistema de estabilização dinâmica posterior [5, 22]. Masala et al. [23] efectuaram um estudo com o implante PercuDyn para avaliar a eficácia deste sistema no tratamento de doentes com estenose lombar. O implante foi realizado em 24 pacientes consecutivos com estenose lombar. Os resultados demonstraram que em 20 pacientes (83%) foi observada uma melhoria no seguimento de 1 ano. Em todos os doentes, incluindo os que responderam e os que não responderam, não foram registadas complicações relacionadas com o dispositivo.

O Accuflex (Globus Medical, Inc) é um sistema de estabilização dinâmica posterior que consegue a flexibilidade dos cortes helicoidais na haste. É classificado como um sistema baseado em parafusos pediculares, incluindo uma haste dinâmica e parafusos pediculares de 6,5 mm feitos de liga de titânio, Figura 21-e. O corte helicoidal transforma a haste numa haste semi-rígida que permite o movimento principalmente no modo de flexão-extensão. Uma das vantagens do Accuflex é o facto de requerer uma técnica semelhante à do parafuso pedicular/haste padrão e, por isso, a inserção pode ser realizada pela maioria dos cirurgiões de coluna[24]. Reyes-sanchez et al. [25] relataram os resultados clínicos de uma série de doentes com estenose espinal lombar que foram submetidos a instrumentação da coluna lombar com o implante Accuflex. Embora tenham sido observados benefícios clínicos em 83% dos doentes, a falha devido a fadiga em 22,22% dos doentes levou à remoção do hardware.

O BioFlex, à semelhança do Dynesys, é um sistema de estabilização dinâmica posterior que utiliza parafusos pediculares de titânio ligados por hastes de Nitinol com enrolamento de 1 a 2 voltas, Figura 21-f. O nitinol é classificado como uma liga com memória de forma e apresenta comportamento de superelasticidade. Para além desta propriedade, é algo rígido e pode atuar como uma banda de tensão na coluna vertebral posterior. O sistema BioFlex resiste à deformação excessiva durante a extensão, mantendo assim a amplitude de movimento fisiológica[26].

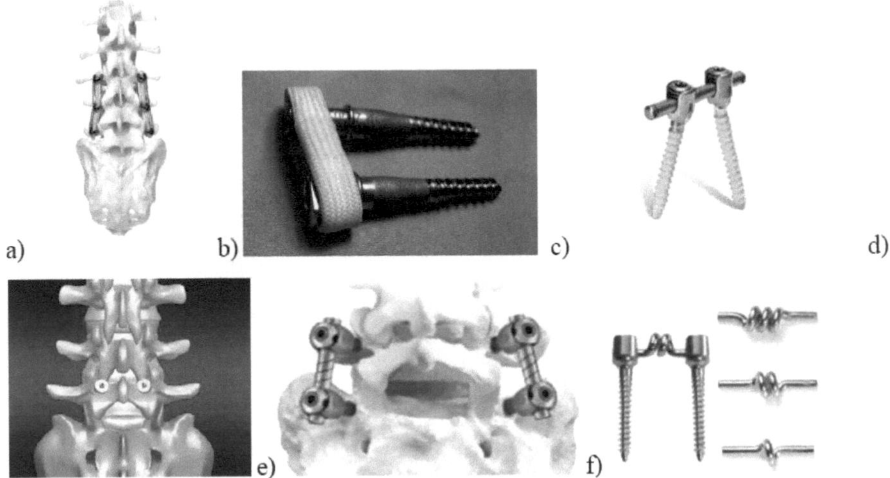

Figura 21: Sistemas de estabilização dinâmica posterior. (a) Dynesys; (b) Sistema Graf; (c) Precudyn (d) Cosmic (e) AccuFlex f) BioFlex

3.2. Espaçadores interespinhosos

Os dispositivos de descompressão do processo interespinhoso lombar (DPI) são conhecidos como alternativas fiáveis para o tratamento de várias doenças da coluna vertebral. O primeiro dispositivo DPI, o X-STOP (St Francis Medical Technologies, Alameda, EUA), foi introduzido nos EUA para o tratamento de doentes com claudicação intermitente neurogénica devido a estenose espinal, Figura 22-a. O principal conceito na conceção do X-STOP é limitar o movimento de extensão no nível estenótico individual, permitindo simultaneamente o movimento normal em todas as outras direcções do(s) nível(eis) tratado(s) e não tratado(s) [27]. Em comparação com outros dispositivos IPD, o X-STOP tem sido amplamente documentado na literatura. As suas caraterísticas incluem duas asas laterais para evitar a migração, destinadas a distrair os discos, aumentar as áreas foraminais e estabilizar a coluna posterior [5]. Lindsey et al.[28] estudaram o efeito do dispositivo X-STOP na cinemática dos níveis instrumentados e adjacentes. Testaram sete espinhas lombares (L2-L5) em três planos de movimento, flexão-extensão, flexão lateral e rotação axial. O estudo demonstrou que o X-STOP não afectou a cinemática do segmento adjacente. Siddiqui et al.[29]

estudaram a cinemática da coluna lombar com o dispositivo X-STOP no plano sagital nos níveis instrumentados e adjacentes *in vivo*. Mediram as alturas dos discos, os ângulos das placas terminais, a amplitude de movimento segmentar e lombar após o implante do X-STOP. Os resultados mostraram que não foram observadas alterações significativas nas alturas dos discos, nos movimentos segmentares e totais da coluna lombar no pós-operatório. Concluíram que a cinemática sagital da coluna lombar é afetada com a utilização do X-STOP. Kondrashov et al.[27] efectuaram um seguimento de 4 anos em 18 indivíduos com X-STOP. Doze pacientes tiveram o X-STOP implantado nos níveis L3-4 ou L4-5, enquanto os outros 6 pacientes tiveram o X-STOP implantado em ambos os níveis L3-4 e L4-5. Foi registada espondilolistese de grau I em seis doentes.

O dispositivo Coflex (Paradigm Spine, LCC, Nova Iorque, NY), anteriormente denominado Interspinous 'U', é um dos implantes interespinhosos dinâmicos que foi introduzido pela primeira vez pelo cirurgião ortopédico francês Jacques Samani como alternativa à artrodese, Figura 22-b. O objetivo deste dispositivo compressível em forma de U, fabricado em titânio, é descarregar as articulações facetárias, restaurar a altura foraminal e proporcionar estabilidade, de modo a melhorar o resultado clínico da cirurgia [30].

O sistema de implante Diam (Medtronic, Memphis, TN) é um espaçador interespinhoso e tem um núcleo de silicone com uma cobertura de polietileno[31]. São concebidas três bandas de malha para fixar o implante: duas delas em torno de cada processo espinhoso e a outra em torno do ligamento supra-espinhoso, Figura 22-c.

Em meados dos anos 80, Sénégas introduziu um implante interespinhoso que era um "sistema flutuante" com o objetivo de evitar o risco de afrouxamento. O sistema de implante consistia num espaçador de titânio colocado entre os processos espinhosos da coluna lombar. Dois ligamentos de Dacron, enrolados à volta dos processos espinhosos, foram considerados para fixar o implante. Apesar dos resultados favoráveis, foi desenvolvido um dispositivo de segunda geração denominado Wallis (Spine Next, Bordéus, França) para melhorar a funcionalidade do dispositivo (Figura

22-d). No implante mais recente, a poliéter-éter-cetona (PEEK) é substituída pelo titânio. Sénégas recomenda que o desenho atual do implante possa ser utilizado para a doença discal lombar nas seguintes indicações 1) discectomia para uma hérnia discal com grande perda de material, 2) uma segunda discectomia para recorrência de hérnia discal, 3) discectomia para hérnia de um disco de transição com sacralização de L5, 4) doença discal degenerativa num nível adjacente a um anterior, 5) lesão Modic I isolada que leva a dor lombar crónica [32].

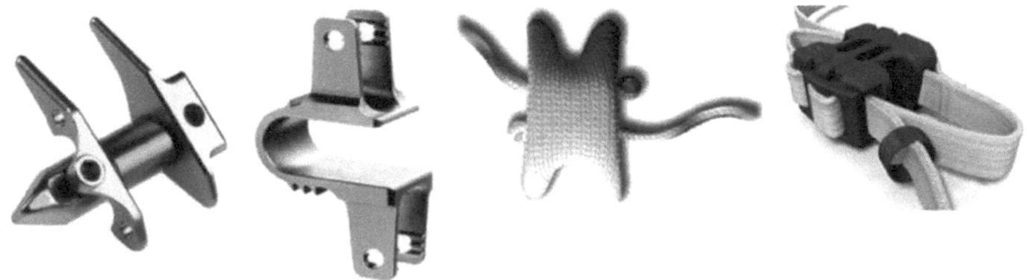

Figura 22: Espaçador interespinhoso: a) X-STOP, b) Coflex, c) sistema DIAM, d) sistema Wallis.

Conclusões

A fusão é, até à data, um padrão de ouro para o tratamento da lombalgia. No entanto, têm sido registadas várias complicações clínicas. Estas complicações estão principalmente relacionadas com a degeneração do segmento adjacente devido à elevada rigidez do segmento estabilizado. O tratamento alternativo, os sistemas de estabilização sem fusão, tornaram-se cada vez mais populares para preservar a mobilidade de um segmento em movimento e eliminar os fenómenos do segmento adjacente. Os estudos de investigação actuais enfatizam a avaliação clínica a longo prazo do sistema de estabilização dinâmica.

Por outro lado, a rigidez dos implantes dinâmicos é uma grande preocupação devido ao facto de não proporcionarem uma amplitude de movimento adequada. Por exemplo, um dos chamados sistemas de estabilização dinâmica, o Dynesys, tem um desempenho mais rígido do que o inicialmente previsto. Estudos demonstraram que não existem diferenças entre os sistemas de estabilização rígidos e dinâmicos em termos de permitir o movimento do segmento tratado em flexão, extensão e flexão lateral. Por conseguinte, é importante otimizar a rigidez do implante dinâmico para obter uma amplitude de movimento espinal desejada.

4. Referências

[1] White III AA, Panjabi MM, Clinical biomechanics of the spine (Biomecânica clínica da coluna vertebral). 1990: Lippincott-Raven.

[2] Zhang QH, Teo EC. Aplicação de elementos finitos na investigação de implantes para o tratamento da doença degenerativa discal lombar. Medical engineering & physics 2008; 30(10): 1246-1256.

[3] Schwarzenbach O, Berlemann U, Stoll TM, Dubois G. Sistemas de estabilização dinâmica posterior: DYNESYS. As clínicas ortopédicas da América do Norte 2005; 36(3): 363-372.

[4] Niosi Ca, Zhu Qa, Wilson DC, Keynan O, Wilson DR, Oxland TR. Caracterização biomecânica do comportamento cinemático tridimensional do sistema de estabilização dinâmica Dynesys: um estudo in vitro. European spine journal 2006; 15(6): 913-922.

[5] Sangiorgio SN, Sheikh H, Borkowski SL, Khoo L, Warren CR, Ebramzadeh E. Comparação de três dispositivos de estabilização dinâmica posterior. Spine 2011; 36(19): E1251-E1258.

[6] Molinari RW. Estabilização dinâmica da coluna lombar. Opinião Atual em Ortopedia 2007; 18(3): 215-220.

[7] Goel VK, Panjabi MM, Patwardhan AG, Dooris AP, Serhan H. Protocolos de teste para avaliação de implantes espinais. The Journal of bone and joint surgery 2006; 88-A, Suppl 2: 103-109.

[8] Dubois G, De Germay B, Schaerer NS, Fennema P. Dynamic neutralization: a new concept for restabilization of the spine, in Lumbar segmental instability, M. Szpalski, R. Gunzburg, and M.H. Pope, Editors. 1999, Lippincott Williams & Wilkins: Philadelphia. p. 233-240.

[9] Rohlmann A, Burra NK, Zander T, Bergmann G. Comparação dos efeitos dos dispositivos de fixação bilateral posterior dinâmica e rígida nas cargas da coluna lombar: uma análise de elementos finitos. European Spine Journal 2007; 16: 1223-

1231.

[10] Schmoelz W, Huber JF, Nydegger T, Dipl-Ing, Claes L, Wilke HJ. Estabilização dinâmica da coluna lombar e os seus efeitos nos segmentos adjacentes: uma experiência in vitro. Journal of spinal disorders & techniques 2003; 16(4): 418-423.

[11] Schmoelz W, Huber JF, Nydegger T, Claes L, Wilke HJ. Influência de um sistema de estabilização dinâmica no suporte de carga de um disco em ponte: um estudo in vitro da pressão intradiscal. European spine journal 2006; 15(8): 1276-1285.

[12] Beastall J, Karadimas E, Siddiqui M, Nicol M, Hughes J, Smith F, Wardlaw D. O Sistema de Estabilização da Coluna Vertebral Lombar Dynesys - Achados de Imagem. Spine 2007; 32(6): 685-690.

[13] Schmidt H, Heuer F, Wilke H-J. Que rigidez axial e de flexão dos implantes posteriores é necessária para conceber um sistema de estabilização lombar flexível? Journal of Biomechanics 2009; 42(1): 48-54.

[14] Schulte TL, Hurschler C, Haversath M, Liljenqvist U, Bullmann V, Filler TJ, Osada N, Fallenberg EM, Hackenberg L. O efeito de implantes dinâmicos e semi-rígidos na amplitude de movimento dos segmentos de movimento lombar após descompressão. Eur Spine J 2008; 17(8): 1057-65.

[15] Wilke H-J, Heuer F, Schmidt H. Delineação prospetiva do design e subsequente avaliação in vitro de um novo sistema de estabilização dinâmica posterior. Spine 2009; 34(3): 255-261.

[16] Hashimoto T, Oha F, Shigenobu K, Kanayama M, Harada M, Ohkoshi Y, Tada H, Yamamoto K, Yamane S. Resultados clínicos a médio prazo da estabilização de Graf para patologias degenerativas lombares. um seguimento mínimo de 2 anos. The spine journal 2001; 1(4): 283-289.

[17] Kanayama M, Hashimoto T, Shigenobu K. Fundamentação, biomecânica e indicações cirúrgicas para a ligamentoplastia de Graf. The Orthopedic clinics of North America 2005; 36(3): 373-377.

[18] Stoffel M, Behr M, Reinke A, Stüer C, Ringel F, Meyer B. Estabilização dinâmica

da coluna toracolombar baseada em parafusos pediculares com o sistema Cosmic: uma observação prospetiva. Ata neurochirurgica 2010; 152(5): 835-843.

[19] Meyers K, Tauber M, Sudin Y, Fleischer S, Arnin U, Girardi F, Wright T. Utilização de parafusos pediculares instrumentados para avaliar a partilha de carga em sistemas de estabilização dinâmica posterior. The Spine Journal 2008; 8(6): 926-932.

[20] Ozer A, Crawford N, Sasani M, Oktenoglu T, Bozkus H, Kaner T, Aydin S. Estabilização dinâmica do parafuso pedicular lombar: seguimento de dois anos e comparação com a fusão. The open orthopeadics journal 2010; 4: 137-41.

[21] von Strempel A. Estabilização dinâmica: sistema cósmico. Cirurgia Interactiva 2008; 3(4): 229-236.

[22] Smith ZA, Armin S, Raphael D, Khoo LT. Uma técnica minimamente invasiva para o aumento percutâneo da faceta lombar: Descrição técnica de um novo dispositivo. Surgical Neurology International 2011; 2: 165.

[23] Masala S, Tarantino U, Nano G, lundusi R, Fiori R, Da Ros V, Simonetti G. Tratamento minimamente invasivo da estenose espinhal lombar com o sistema de aumento da faceta transpedicular bilateral. Cardiovascular and interventional radiology 2012; No prelo.

[24] Mandigo CE, Sampath P, Kaiser MG. Estabilização dinâmica posterior da coluna lombar: estabilização baseada no pedículo com o sistema de haste AccuFlex. Neurosurgical focus 2007; 22(1): E9: 1-4.

[25] Reyes-Sanchez A, Zarate-Kalfopulos B, Ramirez-Mora I, Rosales-Olivarez LM, Alpizar-Aguirre A, Sanchez-Bringas G. Estabilização dinâmica posterior da coluna lombar com o sistema de haste Accuflex como dispositivo autónomo: experiência em 20 pacientes com 2 anos de seguimento. European spine journal 2010; 19(12): 21642170.

[26] Cho BY, Murovic J, Park KW, Park J. Reidratação do disco lombar pós-implantação de um sistema de estabilização dinâmica posterior. Journal of neurosurgery Spine 2010; 13(5): 576-580.

[27] Kondrashov DG, Hannibal M, Hsu KY, Zucherman JF. Descompressão do processo interespinhoso com o dispositivo X-STOP para estenose da coluna vertebral lombar. Journal of spinal disorders & techniques 2006; 19(5): 323-327.

[28] Lindsey DP, Swanson KE, Fuchs P, Hsu KY, Zucherman JF, Yerby Sa. The effects of an interspinous implant on the kinematics of the instrumented and adjacent levels in the lumbar spine. Spine 2003; 28(19): 2192-2197.

[29] Siddiqui M, Karadimas E, Nicol M, Smith FW, Wardlaw D. Efeitos do dispositivo X-STOP na cinemática sagital da coluna lombar na estenose espinal. Journal of spinal disorders & techniques 2006; 19(5): 328-333.

[30] Richter A, Schütz C, Hauck M, Halm H. Será que um dispositivo interespinhoso (Coflex) melhora o resultado da cirurgia descompressiva na estenose espinal lombar? Acompanhamento de um ano de um estudo prospetivo de controlo de casos de 60 pacientes. European Spine Journal 2010; 19(2): 283-289.

[31] Christie SD, Song JK, Fessler RG. Tecnologia dinâmica do processo interespinhoso. Spine 2005; 30(16S): S73-S78.

[32] Senegas J. Suplementação mecânica por fixação não rígida em segmentos intervertebrais lombares degenerativos: o sistema Wallis. European Spine Journal 2002; 11(Suppl 2): S164-S169.

Capítulo 5:

Determinação do efeito biomecânico do dispositivo do processo
interespinhoso nos segmentos lombares implantados e adjacentes
utilizando um protocolo de ensaio híbrido: um estudo de elementos finitos[5]

1. Introdução

Sabe-se que a implantação de dispositivos ISP é útil como tratamento cirúrgico para diferentes tipos de patologias da coluna vertebral, como a estenose espinal ou a artrite facetária.[1-3] O principal objetivo da conceção destes dispositivos é aplicar uma força de distração aos processos e impedir uma maior extensão do segmento. Como resultado, os dispositivos ISP ajudam a aliviar os sintomas da claudicação intermitente neurogénica associada à estenose espinal. Além disso, estes dispositivos são concebidos para limitar a extensão e expandir a coluna vertebral e o forame ao nível tratado. Também são concebidos para permitir o movimento durante a flexão, a flexão lateral e a rotação axial no segmento tratado, pelo que reduzem os efeitos ao nível adjacente (ALEs).[1, 4]

De entre todos os dispositivos ISP, o X-STOP (SFMT, Concord, CA, EUA) foi documentado mais extensivamente na literatura.[5] Tem duas asas laterais para evitar deslocações desnecessárias.[6] O desenho do X-STOP tem como principal objetivo impedir a extensão, permitindo simultaneamente o movimento normal noutros planos de movimento. Num estudo *in vitro*, Lindsey et al.[7] investigaram o efeito da implantação da X-STOP na cinemática dos segmentos implantados e adjacentes e verificaram que reduzia significativamente a amplitude de movimento (ADM) em extensão ao nível implantado, mantendo a ADM em flexão, rotação axial e flexão lateral. Verificaram também que o X-STOP não afectou a ADM dos segmentos adjacentes em qualquer direção de movimento. Noutro estudo *in vivo*, Siddiqui et al.[8] investigaram as alterações na altura do disco e na rotação lombar segmentar e total

[5] D. Erbulut, I. Zafarparandeh, C. Hassan, I. Lazoglu e A. F. Ozer. Determinação do efeito biomecânico do dispositivo do processo interespinhoso nos segmentos da coluna vertebral lombar implantados e adjacentes utilizando um protocolo de teste híbrido: um estudo de elementos finitos. Journal of Neurosurgery-Spine.

antes e depois da implantação do X-STOP e concluíram que a altura do disco e a cinemática sagital da coluna lombar não são significativamente afectadas pelo X-STOP.

Wilke et al.[2] compararam os efeitos de quatro implantes interespinhosos - Coflex, Wallis, DIAM e X-STOP - na ADM e na pressão intradiscal (IDP) num teste *in vitro* em que foram aplicados momentos puros numa unidade espinal funcional em flexão-extensão, flexão lateral e rotação axial. Os seus resultados mostraram que todos os implantes reduziram a ADM em extensão em cerca de 50% da ADM no modelo intacto. No entanto, nenhum deles afectou a ADM noutras direcções. Além disso, tal como aconteceu com a ADM, todos os implantes reduziram o PDI em extensão, mas não tiveram qualquer efeito noutras direcções. Noutro estudo *in vitro*, Hartmann et al.[4] estudaram o efeito biomecânico de quatro implantes interespinhosos - Aperius (Kyphon, Mannheim, Alemanha), In-Space (Synthes, Umkirch, Alemanha), X-STOP e Coflex - na ADM nos níveis implantados e adjacentes, utilizando cadáveres lombares L1-L5. Verificaram que os quatro dispositivos causavam uma redução significativa da ADM em extensão, mas não a afectavam sob momentos puros noutras direcções. Também demonstraram que, quando era aplicada uma carga de seguimento com momentos puros, a ADM em flexão diminuía para todos os quatro implantes. Wiseman et al.[9] determinaram o efeito da implantação do X-STOP na carga da faceta em extensão nos segmentos índice e adjacente de cadáveres lombares L2-L5 e encontraram uma redução significativa nas cargas da faceta no nível índice, mas nenhuma alteração nas cargas no nível adjacente. Swanson et al.[10] investigaram *in vitro* a influência da implantação do X-STOP no PDI no nível índice (L3-L4) e nos níveis adjacentes. Observaram que o PDI não foi significativamente afetado pelo dispositivo no nível adjacente, mas diminuiu consideravelmente no nível do índice.

Todos os estudos acima referidos foram estudos *in vitro*. No entanto, as investigações *in vitro* têm várias limitações; por exemplo, tal como referido por Wilke et al,[2] o PDI *in vitro* pode não ser calculado corretamente com transdutores de pressão. No entanto, os estudos de elementos finitos (EF), ao contrário dos estudos *in vitro*, podem ajudar os investigadores a examinar o funcionamento interno da coluna lombar e a estudar os efeitos de um dispositivo ISP na partilha de carga, tensões e deformações na coluna em diferentes condições de carga. Para este efeito, Lafage et al.[11] realizaram um estudo combinado *in vitro* e de elementos finitos para investigar o efeito do implante Wallis na ADM e a tensão no anel do disco e no implante nos níveis adjacentes índice e superior. Utilizaram os segmentos L3-L5 para estudos em cadáveres e de FE e observaram uma redução do movimento e das cargas internas do disco no caso do segmento implantado. No entanto, o seu modelo estava limitado ao estudo do efeito do segmento adjacente, uma vez que tinha apenas dois segmentos; além disso, aplicaram um protocolo flexível (controlo de carga) em vez do protocolo híbrido (controlo de deslocamento). O protocolo híbrido é mais relevante em termos anatómicos e pode representar melhor o movimento e as cargas experimentadas pela coluna vertebral após os procedimentos cirúrgicos e a implantação.[12, 13] No entanto, no domínio dos dispositivos ISP, raramente foram realizados estudos utilizando a abordagem FE para efetuar uma investigação biomecânica detalhada do efeito destes dispositivos em segmentos adjacentes com protocolo híbrido.

Por conseguinte, o objetivo do presente estudo de FE foi avaliar o efeito de um dispositivo ISP nos parâmetros biomecânicos de uma coluna lombar implantada, utilizando um protocolo de teste híbrido. Os parâmetros biomecânicos considerados foram a ADM, o IDP e a carga facetária tanto no nível do índice como no nível adjacente. Além disso, foi avaliada a tensão no ISP após a implantação.

2. Materiais e métodos
2.1. Modelo intacto
Foi desenvolvido um modelo tridimensional (3D) de FE dos segmentos L1-L5 da coluna lombar. A geometria das vértebras foi obtida a partir de dados de tomografia computorizada de um homem saudável de 35 anos. A curvatura da lordose foi medida em 25° usando o método Cobb (Figura 23a). Todas as partes esponjosas, corticais e posteriores das vértebras foram modeladas com elementos hexaédricos (C3D8). A camada exterior dos elementos em cada vértebra foi considerada como a camada cortical com uma espessura de aproximadamente 0,5 mm.[14] Além disso, o nível adjacente do disco foi considerado como a placa terminal com uma espessura média

de 0,6 mm, e a parte esponjosa das vértebras compôs a malha interna. O procedimento detalhado da malha foi descrito no nosso estudo anterior.[15] Foram utilizados elementos de contacto tridimensionais (GAPUNI) para simular as articulações facetárias entre as vértebras. Estes elementos transferem força entre nós numa única direção em função da distância especificada entre eles. O comportamento das camadas cartilagíneas das superfícies das facetas foi simulado com um parâmetro denominado "contacto suavizado" no software ABAQUS (ABAQUS®, Versão 6.10 -2; Abaqus, Inc., Providence, RI, EUA).

O padrão de malha circular[15] no disco ajudou a modelar os anéis concêntricos da substância do solo do anel. A opção de vergalhões do ABAQUS orientada ±30° em relação ao plano horizontal foi utilizada para modelar as fibras no anel. A opção "sem compressão" do software ABAQUS foi utilizada para restringir as fibras apenas a cargas de tração. Foi utilizado um modelo de material hiperelástico para simular o comportamento do anel. Além disso, o comportamento fluido do núcleo foi simulado utilizando um elemento hexaédrico ao qual foi atribuída uma rigidez muito baixa (1 MPa) e uma quase incompressibilidade (rácio de Poisson n=0,4999).

Os ligamentos foram simulados utilizando elementos de treliça 3D, que foram limitados para atuar de forma não linear apenas em tensão. Todos os sete ligamentos principais, ou seja, o ligamento longitudinal anterior (ALL), o ligamento longitudinal posterior (PLL), o ligamento amarelo (LF), o ligamento intertransversal (ITL), o ligamento interespinhoso (ISL), o ligamento supra-espinhoso (SSL) e o ligamento capsular (CL), foram representados. O comportamento dos ligamentos, nomeadamente a alteração da sua rigidez com a deformação, foi simulado utilizando um modelo de material hipoelástico.

O modelo completo era constituído por 72193 nós e 55650 elementos que representavam toda a estrutura da coluna lombar (Figura 23b). As propriedades dos materiais de vários componentes do modelo lombar (Tabela 3) foram obtidas da literatura.[16]

2.2. Condições de fronteira e de carga

Em todas as direcções, os nós situados na placa terminal superior de L1 foram acoplados a um nó voador (FN) mais alto do que a superfície da placa terminal de L1; em seguida, um momento puro foi aplicado ao FN. A carga de apoio foi aplicada em cada lado de todos os segmentos de modo que a rotação indesejada do segmento fosse inferior a 0,2°[17] A carga de apoio foi simulada usando os elementos de ligação entre cada conjunto de vértebras adjacentes. Os nós situados na placa terminal inferior de L5 foram restringidos em todas as direcções.

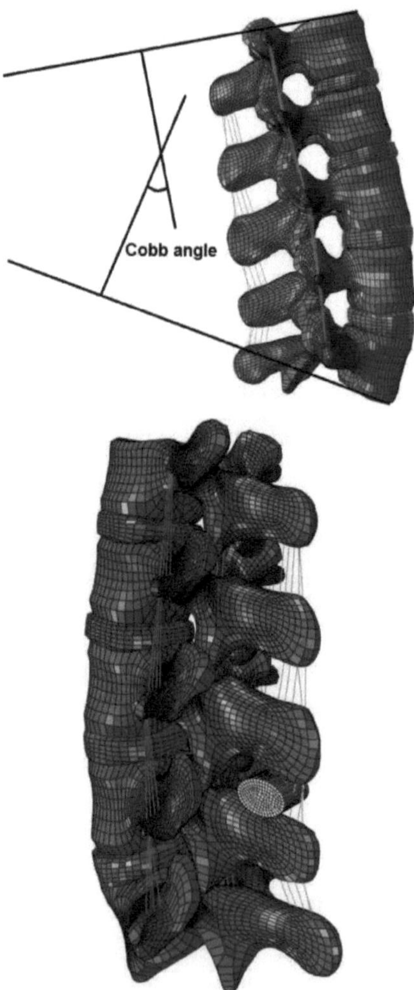

Figura 23: Modelo de elementos finitos da coluna lombar (L1-L5) instrumentada com dispositivo ISP no segmento L3-L4.

O modelo lombar L1-L5 intacto foi validado em relação a estudos *in vitro* publicados em três planos de movimento. A quantidade de rotação em cada segmento foi comparada com a relatada em estudos *in vitro* publicados. Foi utilizado um momento puro de 10 Nm combinado com uma carga de seguidor aplicada de 400 N para simular o modelo em flexão/extensão e rotação axial, e a resposta ao movimento foi comparada com as relatadas nos estudos *in vitro* de Yamamoto et al,[18] Schmoelz et al,[19] Niosi et al.,[20] e Schilling et al.[21]

2.3. Modelo implantado

Foi inserido um dispositivo ISP entre os ISPs dos segmentos L3 e L4; o desenho deste dispositivo, que era do tipo estático, era semelhante ao X-Stop na medida em que a secção transversal do dispositivo era oval (Figura 23b). O dispositivo possuía um núcleo que podia ser acomodado entre os processos sem que houvesse lesão da LSI e da LES. Foram concebidas duas asas para manter o dispositivo no lugar. Os elementos superiores do dispositivo foram acoplados a elementos adjacentes nos processos da vértebra correspondente. A liga de titânio foi selecionada como material para o dispositivo. Foi utilizada a formulação elástica isotrópica para simular as propriedades do material titânio (módulo de Young: 115 GPa, rácio de Poisson: 0,3).

O modelo implantado foi carregado nas três direcções principais: flexão/extensão, flexão lateral e rotação axial. Foi utilizado um protocolo híbrido em todas as simulações. Este protocolo híbrido foi implementado com o objetivo de examinar a biomecânica dos segmentos adjacentes, variando o momento até que a deflexão global dos modelos L1 -L5 implantados igualasse a deflexão prevista para o modelo intacto[13, 17]. Foi utilizado um momento de flexão de 10 Nm em todas as outras direcções porque foram obtidos intervalos totais de movimentos semelhantes noutras direcções de movimento.

3. Resultados

3.1. Validação

O modelo de EF dos segmentos L1-L5 intactos foi validado com base em estudos *in vitro*[18-21] em flexão/extensão, rotação axial e flexão lateral. Uma carga de pré-compressão de 400N e um momento puro de 10Nm foram aplicados ao modelo de EF para prever os valores de ADM. A Tabela 4 apresenta os resultados de uma comparação entre os valores de movimento previstos pelo modelo de EF e os valores registados nos estudos *in vitro* publicados. Os dados cinemáticos previstos pelo modelo de EF estavam dentro do desvio padrão ou próximos da média dos dados de cadáveres obtidos na literatura (Tabela 4). As pequenas variações nas ADMs entre os estudos foram observadas apenas no segmento L1-L2 em flexão e rotação axial; essas variações são atribuídas às diferenças nos métodos de estudo e às condições de carga usadas nesses estudos. Neste estudo, utilizámos este modelo FE validado para avaliar o efeito dos dispositivos ISP sob carga híbrida em extensão. Uma comparação dos valores de ADM no segmento L1-L2 previstos pelo modelo de EF com os obtidos no estudo *in vitro* de Yamamoto et al.[18] mostrou que os valores previstos pelo modelo de EF em extensão e rotação axial estavam na gama dos valores encontrados no estudo *in vitro*. Por outras palavras, os valores de movimento previstos pelo modelo de EF eram inferiores em flexão, mas superiores em flexão lateral e rotação axial, em comparação com os valores *in vitro* correspondentes.

3.2. ROM

A Figura 24 mostra a ADM em cada nível lombar para os modelos intacto e implantado em flexão, extensão, flexão lateral e rotação axial. Pode ver-se que, na direção da extensão, a ADM no segmento L3-L4 diminuiu 80,6% após a implantação em relação à ADM neste segmento na coluna lombar intacta. Além disso, os valores de ADM nos segmentos adjacentes - L2-L3 e L4-L5 - aumentaram em 29,7% e 21%, respetivamente, em relação aos segmentos correspondentes na coluna vertebral intacta.

No nível do índice, a ADM alterou-se até 8% e 3% em flexão lateral e rotação axial, respetivamente, mas não se alterou em flexão. No nível adjacente, a alteração da ADM foi a mesma - até 2% - em flexão, flexão lateral e rotação axial.

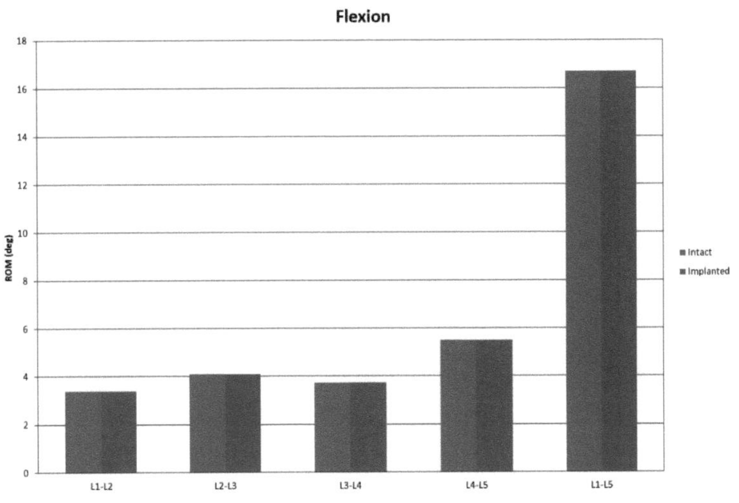

Flexion
ROM (deg)
18
16
14
12
10
8
6
4
2
0
L1-L2
L2-L3
L3-L4
L4-L5
L1-L5
Intact
Implanted

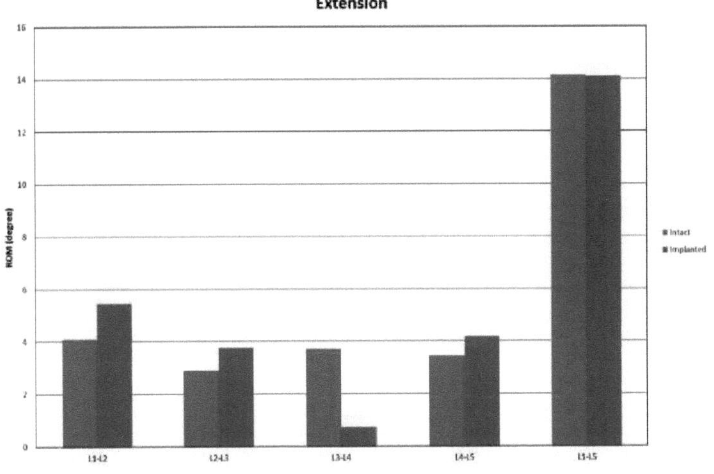

Extension
ROM (degree)
16
14
12
10
8
6
4
2
0
L1-L2
L2-L3
L3-L4
L4-L5
L1-L5
Intact
Implanted

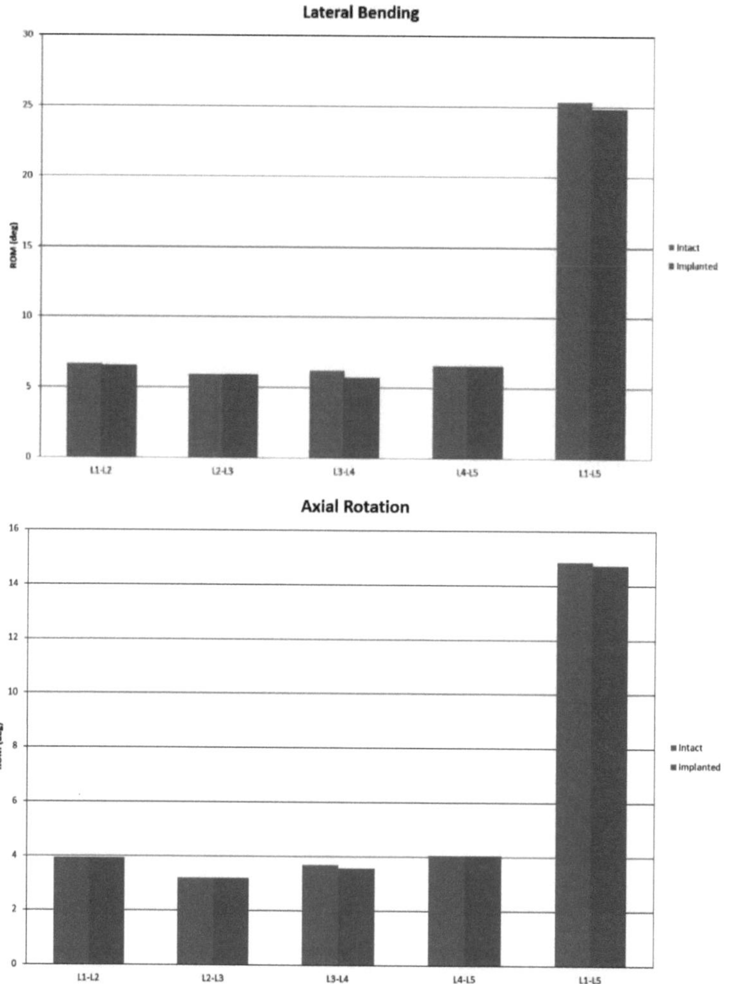

Figura 24: A ADM para o modelo lombar intacto e implantado. Momento de flexão de 10 Nm e carga seguidora de 400 N aplicados ao modelo intacto em três planos principais. Momento híbrido de 14,5 Nm e carga seguidora de 400 N aplicados ao modelo implantado em extensão e momento fletor de 10 Nm

3.3. Cargas de facetas

A Tabela 5 lista as cargas das facetas esquerda e direita nos níveis do índice e adjacente. Em extensão, uma comparação das cargas facetárias nos níveis índice e adjacente em ambos os modelos revela que, no nível índice do modelo implantado, as cargas facetárias diminuíram significativamente - até 99,9% - em relação ao modelo intacto. No entanto, no nível adjacente superior (L2-L3) e no nível adjacente inferior (L4-L5), as cargas facetárias aumentaram até 51,9% e até 60,3%, respetivamente.

Ao nível do índice, a carga da faceta alterou-se até 22% e 15% em flexão lateral e rotação axial, respetivamente, mas não se alterou em flexão. No nível adjacente, a alteração da carga da faceta foi a mesma - até 7% - em flexão, flexão lateral e rotação axial.

3.4. PDI

A Tabela 6 apresenta o IDP máximo no índice e nos níveis adjacentes para os modelos intacto e implantado. Pode ver-se que o PDI previsto ao nível do índice no modelo intacto foi de 0,98 MPa, mas diminuiu 52,6% após a implantação. Em contraste, o PDI previsto no nível adjacente superior no modelo intacto foi de 0,87 MPa, mas aumentou significativamente em 40% após a implantação. Além disso, o IDP previsto no nível adjacente inferior no modelo intacto foi de 0,80 MPa, mas aumentou moderadamente em 6,6% após a implantação.

Ao nível do índice, o PDI alterou-se em 5% e 0,05% em flexão lateral e rotação axial, respetivamente, mas não se alterou em flexão. No nível adjacente, o PDI foi quase o mesmo, quase semelhante ao do modelo intacto em flexão, flexão lateral e rotação axial.

3.5. Tensão nos processos espinhosos

A Figura 25 mostra a distribuição prevista da tensão de von Mises nos processos espinhosos antes e depois da implantação, em extensão. A tensão máxima de von Mises no processo espinhoso L3 aumentou significativamente (para 53MPa) após a implantação. Da mesma forma, a tensão máxima de von Mises prevista no processo espinhoso de L4 foi de 48,2 MPa após a implantação.

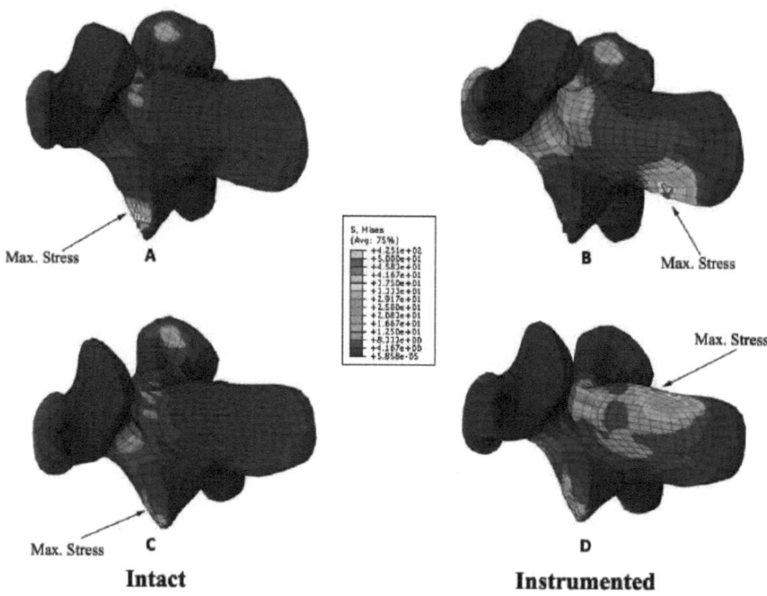

Figura 25: Distribuição da tensão de Von Mises na coluna lombar posterior. A) L3 posterior intacta; B) L3 posterior implantada; C) L4 posterior intacta; D) L4 posterior implantada.

4. Discussão

Os dispositivos ISP são úteis no tratamento de várias patologias da coluna lombar. Vários estudos investigaram os efeitos de tais dispositivos no comportamento biomecânico da coluna lombar, tanto no segmento índice quanto nos segmentos adjacentes. No entanto, nenhum desses estudos aplicou o protocolo híbrido para investigar os efeitos do segmento adjacente. Como sugerido por Panjabi et al.,[13, 17] uma abordagem híbrida fornece resultados que representam o cenário real em casos clínicos após procedimentos cirúrgicos e implantação. Em particular, um protocolo de teste híbrido é apropriado para a avaliação biomecânica dos níveis adjacentes da coluna vertebral[13]. Estudos têm demonstrado que o protocolo híbrido é mais anatomicamente relevante e pode representar melhor o movimento e as cargas experimentadas pela coluna vertebral após procedimentos cirúrgicos e implantes[12, 13]. Portanto, tentamos avaliar o efeito biomecânico dos dispositivos ISP em segmentos adjacentes e índices usando o protocolo híbrido, que raramente foi tentado no passado neste campo.

Componente	Formulação de elementos	Módulo (MPa)	Coeficiente de Poisson
Osso esponjoso vertebral	Elementos hexagonais isotrópicos e elásticos	450	0.25
Osso Cortical Vertebral	Elementos hexagonais isotrópicos e elásticos	12000	0.3
Osso posterior	Elementos hexagonais isotrópicos e elásticos	3500	0.25
Núcleo Pulposo	Elementos hexagonais isotrópicos e elásticos	9	0.4999
Anel (solo)	Hiperelástico, Neo Hooke	C10=0.3448, D10=0.3	
Anel (Fibra)	Vergalhão	357-550	0.3
Ligamentos			
Longitudinal anterior	Elementos de treliça	7.8 (<12%), 20.0 (>12%)	0.3
Longitudinal posterior	Elementos de treliça	10.0 (<11%), 20.0 (>11%)	0.3
Ligamento amarelo	Elementos de treliça	15.0 (<6.2%), 19.5 (>6.2%)	0.3
Intertransversal	Elementos de treliça	10.0 (<18%), 58.7 (>18%)	0.3
Interespinhoso	Elementos de treliça	10.0 (<14%), 11.6 (>14%)	0.3
Supra-espinhoso	Elementos de treliça	8.0 (<20%), 15.0 (>20%)	

| Capsular | Elementos de treliça | 7.5 (<25%), 32.9(25%) | 0.3 |
| Articulações apofisárias | GAPUNI | | |

Tabela 3: Propriedades mecânicas e tipos de elementos dos componentes do modelo de EF lombar

O modelo de EF (L1-L5) utilizado no estudo foi validado com sucesso nos três planos principais através de uma comparação dos seus resultados com os de vários estudos *in vitro* publicados. Especificamente, o modelo foi validado a partir do facto de os dados cinemáticos previstos pelo modelo de EF em todos os segmentos estarem dentro do desvio padrão ou próximos da média dos resultados dos estudos *in vitro*.

De acordo com a literatura,[2, 3, 22] todos os dispositivos ISP disponíveis comercialmente afectam a biomecânica da coluna lombar apenas em extensão, mas não em flexão, flexão lateral e rotação axial. Por conseguinte, modelámos um dispositivo elíptico em forma de cilindro com asas laterais que imitava o dispositivo X-STOP e colocámo-lo entre os processos espinhosos L3 e L4 do modelo de EF (L1-L5).

Tabela 4: A ADM prevista pelo modelo de EF intacto comparada com a ADM registada nos estudos in vitro.

	Flexão	Extensão	Flexão lateral	Rotação axial
L1-L2				
Yamamoto et. al (Yamamoto et al., 1989), 10Nm	5.8±0.6	4.3±0.5	4.7±0.4 (L) 5.2±0.4 (R)	2,6±0,5 (L) 2,0±0,6 (R)
Estudo atual, 10Nm	3.4	4.1	7.0 (L) 7.1 (R)	3.9 (L) 3.5 (R)
L2-L3				
Schmoelz et al (Schmoelz et al., 2003), 10Nm	4.3±1.0	4.6±2.2	5.4±2.2	1.0±1.0
Yamamoto et. al (Yamamoto et al., 1989), 10Nm	6.5±0.3	4.3±0.3	7.0±0.6 (L)	2.2±0.4 (L)

			7.0±0.6 (R)	3.0±0.4 (R)
Estudo atual, 10Nm	4.1	2.9	6.0 (L) 6.7 (R)	3.2 (L) 3.4 (R)
L3-L4				
Niosi et al (Niosi et al., 2006), 7,5Nm	4.4 ±2.0	2.4 ± 0.9	2.4 ± 1.2	1.2 ±0.5
Schilling et al (Schilling et al., 2011), 7,5Nm	4.67±1.79	2.18±0.54	7.66 ±2.91	4.67 ±2.52
Schmoelz et al (Schmoelz et al., 2003), 10Nm	5.0±1.0	4.0±1.3	4.7±2.0	1.0±0.6
Yamamoto et. al (Yamamoto et al., 1989), 10Nm	7.5 ±0.8	3.7 ±0.3	5.7 ±0.3 (L) 5.8 ± 0.5 (R)	2.7 ± 0.4 (L) 2.5 ±0.4 (R)
Estudo atual, 10Nm	3.7	3.7	6.0 (L) 7.5 (R)	3.7 (L) 3.8 (R)
L4-L5				
Schilling et al (Schilling et al., 2011), 7,5Nm	5.62 ±2.17	3.32 ±1.12	7.76 ±1.85	5.16±1.30
Yamamoto et. al (Yamamoto et al., 1989), 10Nm	8.9 ±0.7	5.8 ±0.4	5.5 ±0.5 (L) 5.9 ±0.5 (R)	1,7±0,3 (L) 2,7±0,5 (R)
Estudo atual, 10Nm	5.5	3.5	6.7 (L) 7.3 (R)	4.1 (L) 4.0 (R)

No nosso estudo, simulámos o modelo implantado em todas as direcções de movimento. Em geral, as alterações na ADM, PDI e cargas facetárias foram insignificantes em outras direcções que não a direção de extensão, tal como referido na literatura [2, 4]. Como esperado, o IDP, a carga facetária e a ADM diminuíram após a implantação do ISP em extensão no nível implantado.

Tabela 5: Comparação da carga prevista da faceta entre os modelos de FE intactos e instrumentados para o índice e os segmentos adjacentes.

Segmento		Flexão			Extensão			Flexão lateral			Rotação axial		
		L2-L3	L3-L4	L4-L5	L2-L3	L3-L4	L4-L5	L2-L3	L3-L4	L4-L5	L2-L3	L3-L4	L4-L5
Intacto	Certo	45.63	76.68	25.89	127.13	147.36	120.37	29.40	54.67	76.17	0	0	0
	Esquerda	54.40	77.44	19.46	151.72	156.99	194.33	37.51	59.35	21.93	172.11	175.72	214.00
Implantado	Certo	45.66	76.68	25.89	184.02	0.06	192.95	29.84	66.32	73.95	0	0	0
	Esquerda	54.40	77.44	19.46	230.38	11.06	299.92	37.53	46.12	23.55	172.16	150.12	215.17

Os nossos resultados cinemáticos ao nível do índice em extensão estavam de acordo com os resultados correspondentes na literatura[2, 4, 7, 11]. Especificamente, o nosso estudo de FE previu que a ADM reduziu para 0,72° ao nível do índice após a implantação em extensão, o que é semelhante à redução observada de 0,5° ± 0,3° por Lindsey et al.[7] após a implantação do ISP, ao nível do índice em extensão. Outro estudo[4] relatou resultados semelhantes, ou seja, redução em extensão, após o implante de ISP em flexão-extensão. Embora tenhamos aplicado o protocolo híbrido, que leva a uma carga mais elevada (14,5Nm), a restrição do movimento em extensão no nível implantado foi quase a mesma que a dos estudos acima mencionados, devido ao desenho dos dispositivos ISP que os faz restringir o movimento em extensão.

A questão então é se a cirurgia ISP afecta a cinemática dos segmentos adjacentes. Lindsey et al.,[7] que determinaram a ADM nos níveis adjacentes (L2-L3 e L4-L5) após a implantação do dispositivo ISP X-Stop numa coluna lombar de cadáver (L2-L5), relataram que a ADM nos segmentos adjacentes não foi significativamente afetada em flexionextensão. Da mesma forma, Hartmann et al.[4] relataram que não houve alteração significativa na ADM para todos os segmentos (L2-L5) em flexão-extensão sob um momento puro de 7,5 Nm e carga de seguidor de 400 N. No entanto, relataram um aumento significativo na ADM para um espécime inteiro (L2-L5) durante a flexão lateral e rotação após a implantação de quatro dispositivos ISP diferentes, e sugeriram uma investigação mais aprofundada de dispositivos ISP para determinar ALEs.

Em contraste com esses achados, nosso modelo de FE atual previu um aumento do movimento nos segmentos adjacentes superior e inferior após a implantação do ISP em extensão sob carga híbrida (momento puro de 14,5 Nm) e carga do seguidor de 400 N. Embora um aumento no movimento possa não levar à hipermobilidade do segmento adjacente devido a alterações apenas na extensão e possivelmente não seja clinicamente significativo, pode ser útil investigar o efeito das alterações de movimento noutros componentes a níveis adjacentes, como as articulações facetárias e os discos intervertebrais.

Além disso, as cargas facetárias previstas pelo modelo FE neste estudo para o modelo intacto no segmento implantado foram consistentes com as relatadas na literatura. [16] Após a implantação do dispositivo ISP, a carga da faceta diminuiu ao nível do índice em extensão. Wiseman et al. relataram achados semelhantes: [9] eles também relataram ALEs após o implante e encontraram um aumento na carga da faceta (em 10%) no nível adjacente superior e uma diminuição na carga da faceta (em 17%) no nível adjacente inferior. No entanto, também referiram que as alterações não eram significativamente diferentes entre as amostras intactas e as implantadas. Em contraste com os seus resultados, o nosso modelo de EF previu que a carga da faceta aumentava até 60% em extensão, tanto ao nível superior como inferior adjacente. Este contraste nos resultados pode ser explicado da seguinte forma. Wiseman et al. colocaram uma película sensível à pressão na articulação facetária para investigar os valores de carga e compararam-nos entre os espécimes intactos e implantados nos níveis adjacentes e implantados, utilizando um protocolo de controlo de carga. No entanto, esta abordagem tem algumas desvantagens: um erro de ±15%, que está associado à medição da pressão; variação na área de contacto do sensor de pressão; e inadequação do protocolo de controlo da carga para investigações ao nível adjacente. Em comparação, o protocolo híbrido é mais adequado para avaliar as ALEs após a implantação de um modelo de FE lombar saudável. Por conseguinte, os nossos resultados sugerem que, após a implantação do ISP, a articulação facetária ao nível adjacente será afetada a longo prazo e deve ser sujeita a uma investigação mais aprofundada. Ao nível do índice, as cargas da faceta alteraram-se até 22% e 15% em flexão lateral e rotação axial, respetivamente. Estas alterações foram atribuídas às asas do dispositivo ISP, que limitam o movimento nestas direcções. No entanto, a carga total da faceta no segmento índice permaneceu semelhante à do modelo intacto, e apenas a partilha de carga entre as facetas direita e esquerda mudou. Em contraste, na extensão, a carga total da faceta mudou, ou seja, diminuiu.

Os dispositivos ISP impedem o movimento em extensão e descarregam o disco intervertebral, resultando num alargamento do canal central para o tratamento da claudicação intermitente neurogénica. Como esperado, o modelo FE previu que o dispositivo ISP libertaria o IDP ao nível do índice em extensão. No entanto, o modelo de EF previu que o PDI no segmento adjacente superior, L2-L3, aumentava em quase 40% após a implantação do ISP e que este PDI era muito próximo do do caso intacto no segmento adjacente inferior, L4-L5, em extensão. Infelizmente, estes resultados discordam dos de um estudo em cadáveres realizado por Swanson et al.[10] Uma das razões para esta discordância é que Swanson et al. realizaram um controlo de carga (i.e., um teste de flexibilidade) em vez de um controlo de deslocamento (i.e., um teste híbrido) para a investigação ao nível adjacente. Outra razão é que, como mencionado no parágrafo anterior, quando se discutiram os resultados das cargas facetárias, Swanson et al. utilizaram um transdutor de pressão, que pode não medir corretamente o PDI, como sugerido por Wilke et al.[2] Por conseguinte, a eficiência do uso pretendido dos dispositivos ISP pode não ser corretamente interpretada por testes de flexibilidade.

Embora tenham sido relatados resultados bem-sucedidos relativos ao uso de dispositivos ISP no tratamento de doenças da coluna lombar,[23, 24] também foram relatados alguns casos de falha de ISP após cirurgia de ISP. Por exemplo, Miller et al.[25] relataram dois casos de falha do ISP, nos quais a erosão gradual dos processos espinhosos ocorreu devido ao movimento consistente na interface espaçador-osso. Além disso, Bowers et al.[26] publicaram registos médicos de complicações associadas à implantação do dispositivo X-Stop. Relataram a fratura de processos espinhosos em 3 de 13 pacientes e sugeriram possíveis causas de fratura, incluindo o grau de osteoporose e a sobredistracção do espaço interespinhoso com um implante de grandes dimensões. Kim et al.[27] relataram uma taxa elevada (52%) de fratura do processo espinhoso associada à cirurgia IPS realizada em 39 doentes na sua instituição. Uma das principais razões para a fratura do processo espinhoso seria a concentração de tensão no osso após a implantação do ISP. O nosso estudo de FE chegou a uma conclusão clara a este respeito e mostrou que a distribuição da tensão nos processos espinhosos ao nível do índice se alterou significativamente após a implantação. No modelo intacto, a maioria das tensões estava concentrada nas articulações facetárias. Após a implantação, no entanto, uma maior parte da tensão foi transferida para a região implantada (Figura 25). De forma semelhante, outros estudos[11] registaram um aumento da carga transmitida através dos processos espinhosos. Os processos espinhosos podem ser suficientemente fortes para suportar as tensões após a implantação,[28] mas os dispositivos ISP podem causar erosão gradual na interface osso-implante sob tensão e movimento constantes, aumentando assim a probabilidade de recorrência dos sintomas pré-operatórios. Além disso, a taxa de sucesso do resultado do tratamento lombar com um dispositivo ISP também depende em grande medida da densidade óssea[27] e da escoliose lombar global[29] dos pacientes.

Como qualquer outro estudo numérico, este estudo tem algumas limitações: ao contrário dos estudos em cadáveres, os modelos de EF não têm em conta a variação das propriedades dos materiais ou da geometria. Além disso, alguns pressupostos e simplificações do modelo podem não representar valores reais para a coluna vertebral humana. No entanto, os dados previstos para o caso intacto estão de acordo com os resultados dos estudos em cadáveres.

5. Referências

[1] Erbulut DU, Zafarparandeh I, Ozer aF, Goel VK. Biomecânica dos sistemas de estabilização dinâmica posterior . Adv Orthop 2013; 2013: 1-6.

[2] Wilke H-J, Drumm J, Häussler K, Mack C, Steudel W-I, Kettler A. Biomecânica efeito de diferentes implantes interespinhosos lombares na flexibilidade e na pressão intradiscal. Eur Spine J 2008; 17(8): 1049-1056.

[3] Bono CM, Vaccaro AR. Dispositivos do processo interespinhoso na coluna lombar. J Spinal Disord Tech 2007; 20(3): 255-261.

[4] Hartmann F, Dietz S-O, Hely H, Rommens PM, Gercek E. Efeito biomecânico de diferentes dispositivos interespinhosos na amplitude de movimento da coluna vertebral lombar em condições de pré-carga. Arch Orthop Trauma Surg 2011; 131(7): 917-926.

[5] Sangiorgio SN, Sheikh H, Borkowski SL, Khoo L, Warren CR, Ebramzadeh E. Comparação de três dispositivos de estabilização dinâmica posterior. Spine 2011; 36(19): E1251-E1258.

[6] Kondrashov DG, Hannibal M, Hsu KY, Zucherman JF. Processo interespinhoso Descompressão com o dispositivo X-STOP para estenose da coluna vertebral lombar. J Spinal Disord Tech 2006; 19(5): 323-327.

[7] Lindsey DP, Swanson KE, Fuchs P, Hsu KY, Zucherman JF, Yerby Sa. Os efeitos de um implante interespinhoso na cinemática dos níveis instrumentados e adjacentes na coluna lombar. Spine 2003; 28(19): 2192-2197.

[8] Siddiqui M, Karadimas E, Nicol M, Smith FW, Wardlaw D. Efeitos do dispositivo X-STOP na cinemática sagital da coluna lombar na estenose espinal. J Spinal Disord Tech 2006; 19(5): 328-333.

[9] Wiseman CM, Lindsey DP, Fredrick AD, Yerby Sa. O efeito de um implante de processo interespinhoso na carga facetária durante a extensão. Spine 2005; 30(8): 903-7.

[10] Swanson KE, Lindsey DP, Hsu KY, Zucherman JF, Yerby Sa. Os efeitos de um implante interespinhoso nas pressões do disco intervertebral. Spine 2003; 28(1): 26-32.

[11] Lafage V, Gangnet N, Sénégas J, Lavaste F, Skalli W. Novo implante interespinhoso avaliação utilizando um estudo biomecânico in vitro combinado com uma análise de elementos finitos. Spine 2007; 32(16): 1706-1713.

[12] Goel VK, Grauer JN, Patel TC, Biyani A, Sairyo K, Vishnubhotla S, Matyas A, Cowgill I, Shaw M, Long R, Dick D, Panjabi MM, Serhan H. Efeitos do disco artificial charité na mecânica dos segmentos espinais implantados e adjacentes utilizando um protocolo de ensaio híbrido. Spine 2005; 30(24): 2755-2764.

[13] Panjabi M. Método de teste híbrido multidirecional para avaliar os efeitos do nível adjacente da coluna vertebral . Clin Biomech 2007; 22(3): 257-265.

[14] Panjabi MM, Chen NC, Shin E, Wang J-L. A arquitetura da concha cortical de corpos vertebrais cervicais humanos. Spine 2001; 26(22): 2478-2484.

[15] Erbulut DU, Zafarparandeh I, Lazoglu I, Ozer AF. Aplicação de um modelo de elementos finitos assimétrico da coluna cervical C2-T1 para avaliar o papel dos tecidos moles na estabilidade. Med Eng Phys 2014.

[16] Kiapour A, Ambati D, Hoy RW, Goel VK. Efeito da facetectomia graduada na biomecânica do sistema de estabilização dinâmica Dynesys. Spine 2012; 37(10): E581-E589.

[17] Panjabi M, Malcolmson G, Teng E, Tominaga Y, Henderson G, Serhan H. Teste híbrido de CHARITE lombar versus fusões. Spine 2007; 32(9): 959-966.

[18] Yamamoto I, Panjabi MM, Crisco T, Oxland T. Movimentos tridimensionais de toda a coluna lombar e da articulação lombossacra. Spine 1989; 14(11): 12561260.

[19] Schmoelz W, Huber JF, Nydegger T, Dipl-Ing, Claes L, Wilke HJ. Estabilização dinâmica da coluna lombar e os seus efeitos nos segmentos adjacentes: uma experiência in vitro. J Spinal Disord Tech 2003; 16(4): 418-423.

[20] Niosi Ca, Zhu Qa, Wilson DC, Keynan O, Wilson DR, Oxland TR. Biomecânica caraterização do comportamento cinemático tridimensional do sistema de estabilização dinâmica Dynesys: um estudo in vitro. Eur Spine J 2006; 15(6): 913922.

[21] Schilling C, Kruger S, Grupp TM, Duda GN, Blo'mer W, Rohlmann A. O efeito dos parâmetros de conceção dos sistemas dinâmicos de parafusos pediculares sobre a cinemática e o suporte de carga: um estudo in vitro. Eur Spine J 2011; 20(2): 297-307.

[22] Richards JC, Majumdar S, Lindsey DP, Beaupré GS, Yerby Sa. O tratamento

mecanismo de um implante de processo interespinhoso para claudicação intermitente neurogénica lombar. Spine 2005; 30(7): 744-749.

[23] Zucherman JF, Hsu KY, Hartjen CA, Mehalic TF, Implicito DA, Martin MJ, Johnson DRI, Skidmore GA, Vessa PP, Dwyer JW, Puccio ST, Cauthen JC, Ozuna RM. Um ensaio multicêntrico, prospetivo e aleatório que avalia o sistema de descompressão do processo interespinhoso X STOP para o tratamento da claudicação intermitente neurogénica: Two-Year Follow-Up Results. Spine 2005; 30(12): 1351-1358

[24] Lee J, Hida K, Seki T, Iwasaki Y, Minoru A. Um distrator do processo interespinhoso (X STOP) para estenose da coluna lombar em pacientes idosos: Experiências preliminares em 10 casos consecutivos. J Spinal Disord Tech 2004; 17(1): 72-77.

[25] Miller JD, Miller MC, Lucas MG. Erosão do processo espinhoso: uma causa potencial de falha do espaçador do processo interespinhoso. J Neurosurg Spine 2010; 12(2): 210-3.

[26] Bowers C, Amini A, Dailey AT, Schmidt MH. Processo interespinhoso dinâmico estabilização: revisão das complicações associadas ao dispositivo X-Stop. Neurosurg Focus 2010; 28(6): E8.

[27] Kim DH, Shanti N, Tantorski ME, Shaw JD, Li L, Martha JF, Thomas AJ, Parazin SJ, Rencus TC, Kwon B. Associação entre espondilolistese degenerativa e fratura do processo espinhoso após cirurgia do espaçador do processo interespinhoso. Spine J 2012; 12(6): 466-72.

[28] Shepherd DE, Leahy JC, Mathias KJ, Wilkinson SJ, Hukins DW. Processo espinhoso strength. Spine 2000; 25(3): 319-23.

[29] Rolfe KW, Zucherman JF, Kondrashov DG, Hsu KY, Nosova E. Escoliose e descompressão interespinhosa com o X-STOP: resultados prospectivos mínimos de 1 ano na estenose espinal lombar. Spine J 2010; 10(11): 972-8.

Capítulo 6:

Conclusões

Em resumo, foi utilizado um novo método para construir o modelo de EF das colunas cervical e lombar. Utilizando o novo método, foi possível criar uma malha hexaédrica fina nas vértebras e nos discos, mantendo-os integrados na sua interface. Em comparação com os modelos da literatura, ambos os modelos tinham a geometria exacta da coluna vertebral humana com uma malha hexaédrica.

Os modelos foram validados com modelos previamente propostos na literatura. A amplitude de movimento foi comparada nos três principais planos de movimento. Para a coluna cervical, foram criadas as curvas momento-rotação. A resposta prevista seguiu razoavelmente os resultados dos estudos in vitro. O modelo de EF cervical previu o movimento acoplado para a flexão lateral e a rotação axial. A natureza de assimetria da coluna cervical foi considerada na modelação.

A aplicação de cada modelo foi estudada através da adição de diferentes tipos de implantes aos modelos. Utilizando o protocolo híbrido, pela primeira vez na literatura, foi estudado o efeito do dispositivo X- STOP. Os resultados mostraram que, embora o dispositivo funcione bem para limitar o movimento na direção da extensão, o efeito dos níveis adjacentes foi considerável. Além disso, houve concentração de stress no osso e na interface do dispositivo.

Em geral, os modelos propostos podem ser utilizados para outras aplicações na biomecânica da coluna vertebral humana. Nomeadamente, o traumatismo por efeito de chicotada pode ser simulado com o modelo de EF proposto para a coluna cervical.

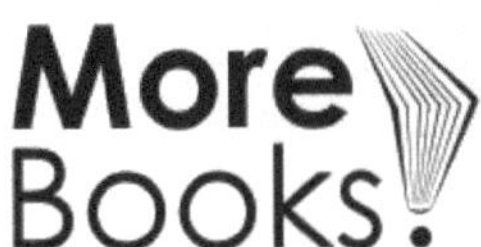

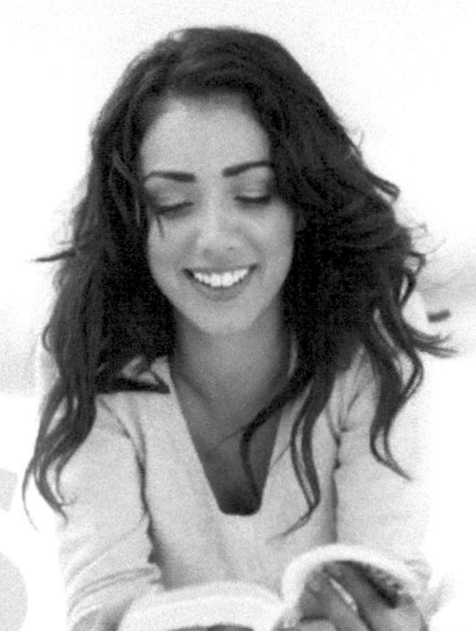

yes **I want** morebooks!

Buy your books fast and straightforward online - at one of world's fastest growing online book stores! Environmentally sound due to Print-on-Demand technologies.

Buy your books online at
www.morebooks.shop

Compre os seus livros mais rápido e diretamente na internet, em uma das livrarias on-line com o maior crescimento no mundo! Produção que protege o meio ambiente através das tecnologias de impressão sob demanda.

Compre os seus livros on-line em
www.morebooks.shop

info@omniscriptum.com
www.omniscriptum.com

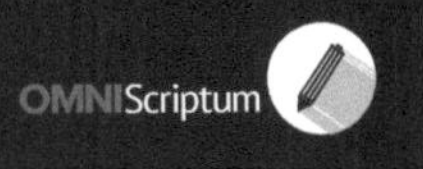

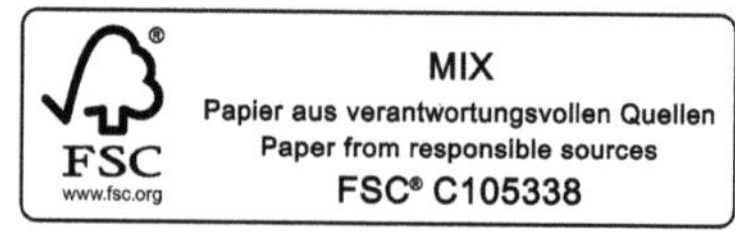

Printed by Books on Demand GmbH, Norderstedt / Germany